Mapa de Nutrición

ISBN-10: 1450500145
LCCN:2010900303

Reconocimientos:

A mi marido Eric:
Eres mi amor, mi alma gemela y mi mejor amigo. Juntaos hemos creado una vida maravillosa. Gracias por siempre creer en mí.

A mis niños:
Ustedes son mis mayores logros. Valoro, atesoro, y disfruto de cada momento que paso con ustedes.

A mi madre:
Me has enseñado la importancia del aprendizaje de todas las experiencias de la vida y cómo ser una persona fuerte. Me enorgullezco de la mujer que soy gracias a ti.

A mi tía Aleida:
Me has enseñado al significado de la resistencia y cómo ser una optimista eterna. Tu apoyo incondicional significa todo para mí.

Indice

Reconocimientos: 3

Prólogo 11

Prefacio 15

Introducción (Sí... la Deben Leer Antes del Primer
Capítulo) 19

I Parte: Aspectos Básicos 27

Motivación.. 29

Primeros Pasos 33

    Exención de Responsabilidad 33

    ¿Cómo Funciona este Plan? 37

Semana 1 Consejos Para Principiantes 39

    Consejo #1: Mantenga un Diario 39

    Consejo # 2: Agua 47

    Consejo # 3: Ejercicio 48

Semana 2 El Tamaño de las Porciones: A Veces lo
Importante no es lo que Comemos Sino la Cantidad 51

Semana 3 Empecemos por el Salvado: Algunos
Comentarios Sobre las Verduras............................... 59

Semana 4 Las Frutas: El Postre de la Naturaleza 65

Semana 5 ¿Qué Significa Realmente el Cambio Hacia las
Harinas y Cereales Integrales (Incluyendo Verduras
Almidonadas)?... 71

Semana 6 Las Proteínas son Nuestros Ladrillos............ 81

Semana 7 Leche, Queso, y Yogur (Productos Lácteos) ... 93

Semana 8 La Grasa:Ha Adquirido una Mala Reputación.101

II PART Poniendo en Práctica lo Aprendido **113**

Aprenda a Comprar en el Supermercado....................115

Tiempos Entre Comidas: Este no es un Plan Para
Morirse de Hambre 119

　　Reglas Básicas 120

　　Conservar Calorías 122

　　Aburrimiento 125

　　Mini comidas 127

　　Tómese su tiempo...128

Escuche a Su Cuerpo 133

Planifique las Comidas en Casa y Cuando Coma en
Restaurantes 139

Coma lo Que le Apetezca...145

¡Oh No! ¡Se ha Estancado!.......................................149

**III PARTE: Menús Modelo: Comidas Principales y
Meriendas** **153**

Día 1 155

Día 2 159

Día 3 161

Día 4 163

Día 5 165

Día 6 167

Día 7 171

Ideas para las Meriendas...173

Referencias: 177

Les tengo que mencionar un agradecimiento especial a las personas que han contribuido a este libro sea que hallan proviniendo retroalimentación del texto, diseño, traducción y corrector. Estos individuos son:

Jose Antonio Sanabria R, D.M.
Doctor Especialista en Medicina Interna y
Enfermedades Infecciosas
Universidad Central
Caracas, Venezuela
y
Catedrático de Enfermedades Infecciosas
Harvard Medical University
Boston, Massachusetts, USA

Gaston Alcocer
Profesional Asociado en Diseño Gráfico
Artistic Center Villasmil de Leon
Caracas, Venezuela

Maria Gabriela Kaiser
Licenciatura en Traducción
Universidad Internacional de las Américas
San José, Costa Rica

Lydia R. Silva
Licenciatura en Biología
Universidad de Puerto Rico, Recinto Universitario de Mayaguez
Mayaguez, Puerto Rico

Prólogo

Mapa de Nutrición representa no solo un intento muy actual para enfrentar el problema de la obesidad, sino una conversación cordial con una amiga que se sienta en nuestro hogar a contarnos porque vale la pena cambiar nuestro estilo de vida, sin que tengamos que sufrir, ni victimizarnos.

Yvonne Quiñones Syto, nuestra "nueva mejor amiga" nos visita con la sencillez que la caracteriza, y nos llega al alma!; cuenta valientemente su problema con el sobrepeso y abre así una interacción con nosotros, los lectores que finalmente conseguimos a una persona real con la cual si nos podemos identificar.

Yvonne cambia los paradigmas de todo lo que odiamos de las dietas a través de una transformación a un sistema basado en pequeños pasos, que si podemos tomar. Nos llena de pequeños, y grandes consejos que tienen sentido en nuestras vidas y los cuales podemos comenzar a aplicar al cerrar cada capitulo.

Por fin alguien entiende que "nos gusta el chocolate" y nos dice cuando y como debemos disfrutarlo sin necesidad de que nos sintamos torturados e infelices.

Este maravilloso libro, se constituye en una herramienta real, asequible y amigable para que construyamos nuestro nuevo y final plan contra la obesidad.

Cada pagina no solo nos da ese respiro de realidad, sino una mano que nos lleva por un camino que sospechábamos existía, pero que no nos atrevíamos a tomar.

La obesidad es sin duda el enemigo numero 1 de la sociedad actual. No solo es una condición peligrosa per se sino que es también promotora de mas graves consecuencias tanto metabólicas (hiperlipemia y diabetes) como cardiovasculares (arterosclerosis, hipertensión).

Esta condición, transformada en epidemia silenciosa, no distingue razas, sexo ni edades y se ha difundido peligrosamente en nuestras poblaciones.

Los medios de comunicación nos bombardean con imágenes de comida apetitosa, en grandes porciones y peligrosamente nos invitan a un mundo de satisfacciones. Contradictoriamente nos presentan la imagen de modelos anoréxicas, vistiendo tallas tan pequeñas que ni un niño puede llevar, creando en nuestras mentes una controversia estresante: "Tienes que ser delgado, pero que maravilloso es comer en abundancia y sin limite."

Yvonne, nuestra amiga, entiende que probablemente no llegaremos a ser modelos de pasarela, y que cada libra que perdemos, es momento de celebración en nuestras vidas, y allí radica la diferencia de *Mapa de Nutrición* con tantos otros libros en el mercado. El entender que cada pulgada y cada libra son un premio, no es cosa fácil para alguien que no entiende la mentalidad de los pacientes con sobrepeso. Por eso es esencial que nuestra amiga realmente haya encontrado esta forma coloquial, sencilla y profunda de comunicarse con nosotros.

Al cambiar una a una nuestras malas costumbres, algunas de las cuales quizás ni siquiera reconocíamos, estamos construyendo las bases sólidas de una vida sana en la cual quizás el mayor de los premios es alcanzar el auto-control y a través de este mejores esas condiciones de salud que podemos sustentar en la vida real, donde siguen existiendo las tentaciones, la pasión por la buena comida y por las satisfacciones que ella trae.

Yvonne nos libera de la imagen "huesuda y atormentada" para transformarnos en una mejor versión de nosotros mismos, con nuestros gustos y debilidades, pero por sobre todo con una voluntad educada a través de la cual podemos alejarnos racionalmente de lo que no nos conviene y acercarnos a lo que nos conviene, y así ser felices en el intento.

La amplia experiencia de Yvonne, desarrollada en el campo de la nutrición, nos da las armas requeridas en nuestra lucha y sobre todo la capacidad de aceptarnos, tal cual somos, y ser felices con los resultados de nuestras pequeñas batallas diarias.

Se que los lectores disfrutaran realmente este libro, el cual se convertirá en uno de esos que siempre tenemos a mano para servirnos de apoyo en momentos difíciles, como cuando la balanza marca un numero mayor al que queremos o los pantalones no se sienten tan holgados, pero sobre todo cuando logramos no solo decir "no", sino tener planes alternos para decir "si" y disfrutar las consecuencias: estar mas sano y disfrutar de tantas cosas bellas que la vida nos ofrece, sin hambre sin remordimientos porque hemos hecho la selección correcta, pero sobre todo porque somos felices al hacerla.

Jose Antonio Sanabria R, M.D.
Medico Internista

Prefacio

Cuando era pequeña, no era la niña de mayor ni menor peso en la clase; aunque sí era una de las más bajas. Para el quinto grado, empecé a aumentar de peso y me mantuve así hasta que alcancé la pubertad. Los números en la báscula no correspondían con los recomendados por el pediatra.

Aunque tenía sobrepeso, en mi casa llevábamos un estilo de vida saludable. Cuando el clima era agradable (es decir si no llovía) salía a jugar con una vecina que vivía al frente de mi casa. Todas las comidas eran preparadas en casa y muy pocas veces salíamos a comer afuera. Podíamos comer caramelos, galletas, pasteles y cualquier otra golosina sólo en ocasiones especiales, por ejemplo Halloween. Sólo nos permitían tomar bebidas gaseosas los fines de semana y si para cuando llegaba el lunes no lo habíamos hecho debíamos esperar hasta el fin de semana siguiente. Cuando íbamos al supermercado sólo podíamos comprar lo que estaba en los cupones y a precio especial, y por supuesto ¡los caramelos nunca estaban en los cupones! Recuerdo que en la casa no había ni siguiera jugo; únicamente agua o leche.

Cuando nos daban permiso de comer golosinas, nos debíamos lavar los dientes inmediatamente lo que probablemente explica por que no me salió ninguna carie sino hasta que fui a la universidad. Desde que tenía cinco años y hasta los doce o trece, me matricularon en clases de baile varios días a la semana y mi mamá se aseguraba de que me mantuviera activa. Nunca me sentaba por más de media hora a ver televisión. A pesar de todo esto, yo tenía sobrepeso y aún así mis padres nunca hicieron un comentario al respecto.

Aunque me parecía que mi mamá era estricta, nunca me cuestioné la forma en que vivíamos porque las cosas simplemente eran así. El verano antes de iniciar mis clases en la secundaria decidí ponerme en forma y bajar de peso. En una de las revistas de mi mamá, leí sobre algunos ejercicios que podía hacer y también grabé (en una videograbadora) algunos programas de ejercicios que practicaba todos los días. Cuando podía, caminaba a la casa de mis amigos en vez de ir en auto (una distancia de al menos una milla). Antes que se iniciara el período lectivo, logré bajar quince libras y no pensé más en ello.

En mi segundo año de colegio cuando analizaba la profesión que quería ejercer en el futuro, descubrí el campo de la dietética. ¿Quería decir entonces que podría pasar los próximos cuatro años estudiando un área sobre la que ya me fascinaba leer? ¿Podría recibir un salario por hablar sobre comida todo el día? No dudé en matricularme. Y ahora aquí estoy después de muchos años como una dietista registrada (si esos cuatro años se convirtieron en cinco además del internado). Aún recibo un salario por hablar sobre comida todo el día. Durante estos años, he visto muchas tendencias de "dietas" ir y venir. Tengo amigos, familiares y clientes que prueban todas las dietas de moda que hay en el mercado y aún así la mayoría de ellos termina ganando el peso que perdió y hasta más.

Existen muchos libros sobre pérdida de peso en el mercado pero muy pocos veces ofrecen consejos atinados sobre nutrición. Si le preguntan a la mayoría de los dietistas registradas, todos concuerdan en que la solución no es "hacer dieta" sino más bien seguir un plan alimenticio saludable y llevar una vida activa que incluya hacer ejercicio y lo demás viene por añadidura. Así que ahora les presento como hacerlo.

Introducción (Sí... la Deben Leer Antes del Primer Capítulo)

En mi profesión como dietista registrada (RD), he recibido una extensa educación de cómo "debería" comer y lo que es más importante, me han enseñado como enseñarle a otros a comer. Sin embargo, al igual que muchos otros profesionales de la salud, he sido mi peor paciente y no seguí mis propios consejos. Esto cambió un día que recibí los resultados de mi examen físico anual. A la corta edad de veintiocho años, mi nivel de colesterol era de 280 mg/dl y mis triglicéridos estaban mucho más elevados de lo normal. Considerando mis antecedentes familiares de colesterol elevado, presión alta y diabetes esta situación no era para nada alentadora. Esa fue justamente mi llamada de alerta. Me acaba de casar y gané nuevamente las catorce libras que había luchado por perder durante seis meses, gané además quince libras más y dejé de hacer ejercicio. Decidí entonces que quería llevar una vida saludable para conocer a los hijos de mis nietos (o algo así).

La comida está en todas partes. Es fácil encontrar en cualquier ciudad al menos un restaurante de todas las cadenas de comida rápida. A seis millas de mi casa, un restaurante de comida rápida tiene cuatro locales. Y sin duda como sabemos es muy difícil no caer en la tentación de comer allí. Trate de pensar en un día festivo en donde no haya comida. Cuando visitamos a los amigos, lo primero que nos ofrecen es algo de comer. La comida es una experiencia social y placentera para las personas. La comida nos trae más cerca y nos une. Siempre estará en todas partes así que debemos aprender a vivir con ella y disfrutarla.

Consuman los alimentos pero no dejen que ocurra lo contrario.

He aquí algunas preguntas antes de empezar:

- ¿Siente que está continuamente "a dieta"?

- ¿Está "a dieta" la mayoría del tiempo?

- ¿Cuántas "dietas" ha seguido?

- ¿Cuántos años tenía cuando empezó a hacer dieta?

- ¿Ha probado todos los tipos de dieta sin éxito a largo plazo?

- ¿Se pregunta por qué ninguna de estas "dietas" funciona a largo plazo?

De acuerdo con un estudio conducido 2004, la obesidad es la segunda causa de muerte prevenible en los Estados Unidos, segundo al tabaco, causando aproximadamente 400,000 muertes en el año 2000 comparado a 435,000 muertes relacionadas del tabaco.[1] Lo que es aún más alarmante es que el número de adultos que sucumben a esta causa de la muerte evitable es estimado que aumentará aproximadamente 15,000 muertes por año.[1] La obesidad conduce a enfermedades como la diabetes, la enfermedad cardiaca, el cáncer, hipertensión, alto colesterol y triglicéridos, los cálculos biliares, la apnea del sueño, la osteoartritis y problemas ginecológicos.[2]

De forma paralela a las altas tasas de obesidad, existe una diversa cantidad de "dietas" y productos "dietéticos" en el mercado que prometen resultados increíbles en corto tiempo. Si usted ha hecho alguna de estas "dietas" puede haberse dado cuenta que muchas de ellas funcionan; siempre y cuando le sea posible mantener el régimen. Algunas personas obtienen resultados maravillosos. Veamos ahora cuales son algunas de las "dietas" más populares en el mercado.

1. La dieta de la sopa de la col: Esta "dieta" es clásica: Afirma que "se pierde peso rápidamente" mientras coma todo lo que quiera. El inconveniente es que el comer ilimitado se refiere a los alimentados incluidos en una lista determinada. Además, el programa no puede durar más de siete días. De modo que si usted debe perder una cantidad de peso considerable posiblemente este no sea el régimen para usted. No obstante, la página Web señala que esta "dieta" puede servir como "base para una dieta más moderada." Y yo me pregunto ¿a qué se refieren con "dieta moderada?" Los efectos secundarios de la dieta de la sopa incluyen: mareo, debilidad y pérdida de concentración (suena como un anuncio de un medicamento de venta con receta ¿verdad?) pero la página Web asegura que estos efectos secundarios bien valen la pena porque sólo tiene que sacrificarse siete días. ¿Siete días con dolor de cabeza por gusto? No lo creo.[3]

2. "Dieta alta en proteína" también conocida como "dieta baja en carbohidratos": Existen muchas variaciones de esta dieta pero el principio básico es que los carbohidratos son dañinos para la figura. Algunas dietas restringen el consumo de carbohidratos mientras que otras los eliminan por completo. Este plan prohíbe los carbohidratos y permite el consumo de proteínas, grasas y algunas verduras. De manera que si a usted le gusta el pan, el cereal, la pasta, las frutas, la leche, o el yogur, este plan no le conviene. Yo soy una cubana

tradicional casada con un chino, así que no hay forma que en mi casa no se coma ni arroz ni frijoles.

3. La "dieta" libre de grasa: ¿Recuerda la moda de las dietas "libres de grasa" a principios de los años 90 cuando estaban en boga las comidas sin grasa o bajas en grasa? Y aun más importante ¿cuando podíamos disfrutar del helado sin grasa? Sin embargo, a pesar de que en esta "dieta" se elimina toda la grasa, ¿por qué razón entonces no se pierde peso? Las "dietas" libres de grasa le pueden ayudar a perder peso pero ese es sólo uno de los factores que intervienen en la pérdida de peso. Muchos de los productos bajos en grasa o sin grasa tienen la misma cantidad de calorías que los alimentos regulares. Cuando elimina la grasa de una receta, le agrega por otro lado otro ingrediente. Muchos fabricantes le agregan a sus productos azúcar o proteínas para mejorar la textura o el sabor que también añade calorías. Recuerde que una caloría es una caloría independientemente de cual sea su fuente (carbohidratos, proteínas o grasas). Cuando come más de lo que su cuerpo necesita aumentará de peso. Así que si usted sigue ahora un plan alimenticio bajo en grasa aun así está consumiendo mas calorías de las que su cuerpo necesita y es posible que no pierda sino que más bien gane peso. Hablaré al respecto más adelante.

4. Dieta de Reemplazo Parcial de Comidas: Dependiendo del fabricante del producto que usted desee usar, en esta "dieta" básicamente se reemplazan dos comidas al día por fórmulas preparadas como batidos o barras proteicas. Algunos programas establecen que sólo se deben ingerir batidos o barras proteicas durante las primeras semanas. Y no se cual será su opinión pero la mayoría del tiempo yo prefiero masticar mis comidas y no tomármelas.

Si muchas de estas "dietas" presumen ser efectivas, ¿por qué entonces más y más personas continúan en su lucha contra la gordura? A pesar de que existen una gran cantidad de "dietas" y productos para la pérdida de peso en el mercado, las personas siguen engordando así que ¿cuál es el problema entonces?

Las "dietas" de moda son regímenes alimenticios pasajeros con muchos seguidores. Muchas personas inician estas "dietas" y las siguen religiosamente. A menudo estas dietas tienden a repetirse. Por ejemplo, cuando resurgió la fama de la "dieta" de bajos carbohidratos, yo me acababa de graduar como dietista registrada. Trabajaba en un pequeño hospital comunitario que trataba en su mayoría a pacientes con problemas cardiacos. Tenía varios pacientes que de plano se rehusaban a comer tostadas con sus huevos en la mañana o puré de papa con el pollo asado en el almuerzo. Y a pesar de que acaban de sufrir un ataque cardiaco querían comer mas mantequilla.

La mayoría del tiempo las personas pierden peso rápidamente en estas "dietas" y por este motivo son tan populares. En estas dietas se pierde peso siempre y cuando se cumpla al pie de la letra con lo establecido. Las personas pierden peso rápidamente en los primeros días y semanas.

Sin embargo, el problema con las "dietas" de moda es que es muy difícil seguirlas porque a menudo no son realistas. La mayoría de las personas aumentan el peso que habían perdido y lo que es peor pueden ganar aun más porque las "dietas" no educan a las personas sobre como deben comer una vez que dejan la "dieta." Así que si usted ganará el peso que tanto luchó por perder ¿para qué molestarse en seguir una "dieta?

Si algo parece demasiado bueno para ser verdad entonces lo es. Si todos pudiéramos tener un cuerpo perfecto en tan solo tres minutos al día no habría tantas personas con sobrepeso en este país. Si usted pudiera mantener las diez libras que perdió en dos días con las milagrosas "dietas" liquidas, habría mucho menos personas luchando por combatir la pérdida de peso. Si solo tuviéramos que tomar una pastilla diariamente para bajar de peso, entonces todos seríamos delgados ¿verdad?

Cualquier plan que elimine grupos básicos de alimentos o que sugiera remotamente que cambiará la composición genética no dará resultado. No hay comidas malas o buenas en lo que respecta a la pérdida de peso. No existe ningún "súper-alimento" que le ayudará a perder peso ni tampoco se aumenta de peso por consumir sólo un solo tipo de alimentos. Este tipo de afirmaciones son buenas nada más para reírse un rato. Sea muy cauteloso si le dicen que su "dieta" está basada en muchos años de investigación. A menudo los creadores de estos estudios toman en consideración una perspectiva de un estudio a gran escala y no esperan a que haya más resultados disponibles. Debe tener mucha precaución si además el plan le insta a que use productos especiales junto con el plan porque nada mas quieren obtener una ganancia y no les importa mucho si el producto surte efecto o no.

Como habrá notado uso la palabra "dieta" entre comillas. Durante mi vida he llegado a tener el concepto de "dieta" por lo que es, una mala palabra horrible que debe prohibirse. Al igual que se les prohíbe a los niños pronunciar ciertas palabras, la palabra "dieta" debería eliminarse del vocabulario.

No les sugiero que sigan una "dieta" en el sentido de pérdida de peso. El mensaje que deseo transmitirles es cómo aprender una nueva forma de comer y de vivir. Quiero que se despierte cada mañana y que no sienta temor hacia la hora de las comidas. Quiero que disfrute de la comida. Dios sabe que yo lo hago. Me convertí en dietista precisamente porque amo la comida. Tengo uno de los mejores trabajos del mundo. Me pagan por hablar de comida. Una vez que termine de leer este libro, quiero que empiece a vivir y deje de luchar. Muy pronto aprenderá como comer bien y como planificar sus comidas. Este es un plan diferente. Ni siquiera es una "dieta."

I Parte:
Aspectos
Básicos

Motivación

Si no ha leído la introducción, por favor hágalo. Si ya lo hizo puede continuar leyendo.

- ¿Quiere usar ese bikini especial este verano?

- Están de moda los pantalones "estrechos" y no se imagina como le quedarán con sus muslos y caderas.

- ¿Se reunirá con sus viejos amigos del colegio y quiere lucir tan delgada como era entonces?

- ¿Ha hecho una apuesta con sus amigos sobre quien puede perder la mayor cantidad de peso?

- ¿Quiere volverse a poner los jeans que usaba antes de su embarazo?

- ¿Quiere causar una buena impresión en la próxima fiesta navideña?

- ¿Está cansado de que le falte el aire cuando sube las escaleras?

- ¿Quiere tener más energía para salir a jugar con los niños?

- ¿Quiere tener más energía para jugar con sus nietos?

- ¿Quisiera disminuir su nivel de colesterol sin tener que recurrir al uso de medicamentos?

- ¿Quiere eliminar el dolor de espalda que ha ido empeorando a medida que sube de peso?

¿Qué le motivó a leer este libro? ¿Acaso alguna de las razones anteriores? La motivación es la fuerza que le impulsa a iniciar cambios en su comportamiento. La motivación para cambiar sus hábitos alimenticios puede derivar simplemente de mirar una fotografía de antaño o bien recibir los resultados de un examen médico. Los cambios que usted haga en su régimen alimenticio serán una inversión a largo plazo.

Antes de que ponga en marcha los cambios:

1. Busque un cuaderno bonito o cree un archivo en su organizador electrónico (PDA) o computadora.

2. Haga una lista de las razones por las cuales desea perder peso.

3. Analice a fondo por qué desea implementar esos cambios.

Ahora analice sus razones. ¿Cree que sus metas son realistas? Si su talla es 18 y su meta es llegar a una talla 2, sería más realista que trate de llegar a una talla 16 en un período de tres meses. De otra forma, puede desanimarse si no logra llegar a la talla 2.

A continuación le doy algunos ejemplos de metas realistas:

- Haré ejercicio de día por medio durante al menos treinta minutos.

- Consumiré al menos dos frutas y dos verduras diariamente.

- Probaré una actividad física nueva todos los meses.

  o 1 mes: Yoga

  o 2 mes: Caminatas

  o 3 mes: Voleibol

- Reduciré mi nivel de colesterol por diez puntos.

Y así sucesivamente. Piense a largo plazo y no sólo en el presente.

Asegúrese que hará estos cambios por usted y nadie más. Si desea perder peso para tener un cuerpo "de bikini" este verano, entonces tenga cuidado porque puede fracasar. Si lo está haciendo para atraer a alguien entonces tampoco es para usted.

Cíñase al plan y siempre recuerde cual es su meta final: alcanzar un estilo de vida más saludable y evitar problemas médicos en el futuro. Estos cambios serán duraderos. La verdad es que cuando establecemos nuestras metas a corto plazo, es más fácil que fracasemos. Por ello, debemos evaluar constantemente nuestra fuerza de motivación para seguir poniendo cambios en práctica.

Primeros Pasos

Exención de Responsabilidad

- Antes de implementar cualquier cambio en sus hábitos alimenticios, consulte con su médico.

- La información aquí presentada pretende ayudarle a tomar decisiones informadas sobre su régimen alimenticio y su salud pero no reemplaza la opinión o asesoría médica. Por lo tanto, es conveniente que se haga un examen médico rutinario para asegurarse de que no tiene una condición médica que desconoce.

- Toda la información presentada en este libro tiene fines educativos únicamente. Para recomendaciones individuales hable con su proveedor de asistencia sanitaria primario para una remisión a una dietista registrada (y mire la pagina www.eatright.org para encontrar una dietista registrada en su área).

- Este plan no restringe ninguna comida sin embargo eso no significa que puede ingerir toda la comida frita que quiera todo el día o que puede comer un pedazo de pastel después de cada comida.

En el archivo titulado pérdida de peso que creó anteriormente, agregue una nueva página o cree un archivo titulado "MEDIDAS INICIALES." Lleve este documento al médico y pídale que incluya la información respectiva. Es provechoso mantener este expediente cuando visite a nuevos médicos o profesionales de la salud. (Ver la tabla 1).

Tabla 1: Medidas Iniciales   Date:_____

Estatura: _____   Peso: _____   Peso Meta: _____

Presión Arterial: _____   Glucosa en Ayunas:_____

Colesterol total: _____

Colesterol HDL: _____   Colesterol LDL: _____

Otros Resultados de los Análisis de Laboratorio:

_____

_____

_____

Historial Médico Pertinente:

_____

_____

_____

Historia Quirúrgica Pertinente:

_____

_____

Medicaciones que usa actualmente:

_____

_____

_____

Vitaminas:	Suplementos:
_____	_____
_____	_____
_____	_____

No espere perder una cantidad excesiva de peso rápidamente. Si debe perder por ejemplo treinta libras, no espere que el plan las desaparezca en cuestión de seis semanas. Cuando se pierde peso muy rápidamente es factible que se vuelva a ganar más rápidamente ese peso y unas libras más.

¿Cómo Funciona este Plan?

El plan funciona de la siguiente manera. Este libro está dividido en varios capítulos diseñados para que los lea a su propio ritmo. Lo ideal seria que dure una semana con cada capítulo. Sin embargo, si encuentra que puede implementar los cambios sugeridos más rápidamente y quiere proceder con el capítulo siguiente entonces puede hacerlo. No obstante, cuando sea posible, intente tomar toda la semana para poner en práctica los cambios respectivos. No se apresure.

La verdadera pérdida de peso y su mantenimiento toman tiempo. Mientras más tiempo dure en bajar de peso, mayor será el tiempo que lo mantendrá y lo que queremos es precisamente resultados a largo plazo. Un cliché famoso es que Roma no se construyó en un día. Sucede lo mismo aquí. Todo el peso no se perderá en un día tampoco.

Podrá leer muy rápidamente algunos de los capítulos del libro mientras que otros capítulos le tomaran más de una semana. No se preocupe por esto. Algunas tareas son un poco más desafiantes que otras y cada persona es diferente. Todos tenemos diferentes comidas que nos apetecen, aversiones a ciertas comidas y debilidades. Puede ser más fácil para usted por ejemplo comer más frutas que verduras. El capítulo sobre verduras le puede tomar más tiempo. Solamente asegúrese que implementa los cambios. Hágalo a su propio ritmo pero finalice la tarea. Trate de no estancarse por varias semanas en un mismo punto. Continué y conquiste otras tareas. Todo depende de usted.

El plan también funciona de otra manera. Cada consejo nuevo que aprende se basa en el conocimiento adquirido en el capítulo anterior. Por ejemplo hace mucho tiempo aprendimos el alfabeto. Luego, aprendimos a leer palabras pequeñas como *perro* y *gato*. Después leíamos muchas palabras hasta llegar a leer un libro completo.

Este plan funciona de forma similar. Si en la primera semana debe comer dos o más frutas todos los días y la semana siguiente les recomiendo que coman dos verduras por día, esto no quiere decir que ya no tiene que comer las frutas. Ahora debe comer las dos frutas o más y los dos vegetales diariamente... Ya luego verá.

Semana 1 Consejos Para Principiantes

La primera semana del plan es bastante sencilla: haga ejercicio un par de días, tome suficiente agua y mantenga un registro de todo lo que consume. Estos tres consejos son los más valiosos que le puedo dar para vivir saludablemente. El truco consiste en no sólo conocerlos sino en seguirlos para siempre. Sí... para siempre.

Consejo #1: Mantenga un Diario

Mantenga un diario de comida. La mejor forma de progresar es llevando un registro de los cambios que está poniendo en práctica y revisar el diario con regularidad. Llevar un control de lo que come le mantendrá alerta sobre sus hábitos alimenticios y le ayudará a determinar los cambios que debe implementar para comer más saludablemente.

Empiece por incorporar el diario a su estilo de vida. Lo más recomendable es que use un diario pequeño que pueda llevar con usted fácilmente de forma que luego no olvide hacer las anotaciones.

Puede usar:

- Un cuaderno pequeño.

- Fichas que puede tener con usted durante el día y ponerlas en una caja de recetas al final del día.

- Un organizador de bolsillo (de papel o electrónico).

Puede escoger lo que prefiera siempre y cuando mantenga el diario al día.

Lo que debe registrar (ver la tabla 2):

- La hora a la que comió.

- Qué comió.

- Cuanto comió.

También puede incluir:

- Aproximadamente cuanto tiempo duró en comer.

- Cualquier sentimiento significativo que tuvo mientras comía su comida o merienda.

- Ejercicio (tipo de actividad y duración).

- Listas de compras en el supermercado.

- Peso mensual.
    - Debe pesarse sólo una vez por mes (cuando mucho) a la misma hora cada mes (por ejemplo cada primer del mes).

- Las medidas (ver la tabla 3).
    - Debe medirse sólo una vez al mes (cuando mucho) a la vez cada mes (por ejemplo cada primer del mes).

No se pese todos los días porque su peso puede fluctuar diariamente. Si pesaba 183 libras ayer y pesa 184 hoy, podría desanimarse. Nota: Si le molesta pesarse todas las semanas ientonces no lo haga! Quizá en su caso le motive más tomarse las medidas que pesarse para saber como ha avanzado en sus ejercicios y plan alimenticio. Si también decide tomarse las medidas, hágalo una vez al mes (ver la tabla 3). Para las personas que han tenido un trastorno alimenticio, les recomiendo que definitivamente eviten la báscula y mantengan el diario.

Tabla 2: Diario	Fecha:_____
Desayuno Hora:_____	Merienda 1 Hora:_____
Almuerzo Hora:_____	Merienda 2 Hora:_____
Cena Hora:_____	Merienda 3 Hora:_____

Ejercicio:	Consumo de agua: ☐☐☐☐ ☐☐☐☐ ☐☐☐☐ Otras Bebidas:
Listas de Compras:	Comments:

Tabla 3: Medidas

Fecha el Comenzar: _____

Altura: _____ Peso Inicial: _____

Fecha:_____	Fecha:_____	Fecha:_____
Biceps:_____	Biceps:_____	Biceps:_____
Busto:_____	Busto:_____	Busto:_____
Cintura:_____	Cintura:_____	Cintura:_____
Caderas:_____	Caderas:_____	Caderas:_____
Muslos: _____	Muslos: _____	Muslos: _____
Pantorrilla:_____	Pantorrilla:_____	Pantorrilla:_____
Fecha:_____	Fecha:_____	Fecha:_____
Biceps:_____	Biceps:_____	Biceps:_____
Busto:_____	Busto:_____	Busto:_____
Cintura:_____	Cintura:_____	Cintura:_____
Caderas:_____	Caderas:_____	Caderas:_____
Muslos: _____	Muslos: _____	Muslos: _____
Pantorrilla:_____	Pantorrilla:_____	Pantorrilla:_____
Fecha:_____	Fecha:_____	Fecha:_____
Biceps:_____	Biceps:_____	Biceps:_____
Busto:_____	Busto:_____	Busto:_____
Cintura:_____	Cintura:_____	Cintura:_____
Caderas:_____	Caderas:_____	Caderas:_____
Muslos: _____	Muslos: _____	Muslos: _____
Pantorrilla:_____	Pantorrilla:_____	Pantorrilla:_____

Comentarios:

_____

_____

Consejo # 2: Agua

Tome de ocho a doce vasos de agua diariamente especialmente si inicia un programa de ejercicios siempre con la aprobación de su médico.

El agua tiene muchas funciones, entre ellas:

- Ayuda al funcionamiento adecuado del organismo.

- Ayuda a eliminar los desechos y las toxinas del cuerpo.

- Ayuda a mantener la piel tersa.

- Controla los electrolitos.

- Le puede mantener satisfecho después de comer.

- Ayuda en el control de la temperatura corporal independientemente de si vive en climas fríos o calientes.

- Actúa como un lubricante y protege las articulaciones.

- Y no olvide que no tiene calorías, grasa, colesterol, cafeína y tampoco sodio.

Primeros pasos:

- Tome agua todo el tiempo, no espere a tener sed porque para entonces es muy tarde.

- Cargue siempre con usted una botella de agua de un litro y beba dos botellas diariamente o bien cargue una botella de dieciséis onzas y beba cuatro diariamente.

- Tome seltzer con limón o lima.

- Tome agua antes, durante y después de hacer ejercicio.

- Tome un vaso de agua antes de las comidas para evitar comer en exceso.

- Puede tomar bebidas descafeinadas (las bebidas alcohólicas o las bebidas con cafeína no deben usarse porque le deshidratan).

Consejo # 3: Ejercicio

Haga ejercicios por treinta minutos de tres a cinco veces por semana (¡y me refiero a todas las semanas!). Eventualmente incorporará otro día para ejercitarse de cuatro a cinco días por semana con algunos días de descanso a la semana. El departamento de Agricultura de los Estados Unidos recomienda realmente que sesenta a noventa minutos de actividad física diaria pueden ser necesario para prevenir aumento de peso y mantener pérdida de peso.[4] Elija la hora en que el ejercicio es más conveniente para usted y sabe que lo hará. Si sabe que su mejor momento es tan pronto se levanta entonces hágalo así de forma que no lo deje de hacer. Asegúrese que su médico está de acuerdo con que inicie un régimen de ejercicios. Recuerde que el ejercicio es sólo uno de los pasos para mantener un estilo de vida saludable.

¿Por qué es importante hacer ejercicio?

- El ejercicio contribuye a preservar e incluso aumentar la masa muscular mientras establece cambios saludables para su vida.
  - El preservar la masa muscular que ya tiene le ayudará a mantener la pérdida de peso. El desarrollo muscular es importante para no volver a ganar el peso que perdió. Cuanto más músculo tenga, mayor será la eficiencia de su cuerpo para quemar las calorías y perderá peso más fácilmente.

- Disminuye la cantidad de grasa del cuerpo.

- Ayuda proteger los huesos.

- Aumenta la función inmunológica.

- Disminuye el riesgo de enfermedades como la diabetes.

- Podría permitrle comer más.

- Le puede ayudar a dormir mejor de forma que necesita dormir menos para sentirse fresco cuando se levanta.

Primeros pasos

- Para empezar, anote en su diario todas las razones por las que ha dejado de hacer ejercicio y anote las formas de eliminar las excusas.

- Mantenga siempre en el auto atuendo deportivo para hacer ejercicio.

- Busque actividades que disfruta.

- Busque diferentes formas de ejercitarse y modifique su rutina para que no se aburra. Tome clases de yoga. Únase a grupos de caminatas o senderismo.

- Parquee su auto tan lejos como pueda de la entrada del supermercado o del centro comercial.

- ¡Camine! Maneje sólo cuando sea necesario.

- ¡Guarde los juegos de video y salga de su casa! Es un día hermoso (aún si está lloviendo o si la temperatura es baja).

- En lugar de contratar a un jardinero, rastree usted mismo las hojas del jardín.

- Use las escaleras.

- Cuando vaya de vacaciones busque hoteles que tengan un gimnasio o centro de acondicionamiento físico y ofrezca alimentación saludable. Lo que es mejor aún, seleccione destinos donde la buena salud sea el objetivo primordial.

La primera semana puede tomarle más tiempo pero no se preocupe. Trate de no tomar demasiado tiempo, aún falta lo mejor. Anote todo lo que consume y también su rutina de ejercicios. Al final del día analice lo que ha consumido. No se recrimine si se excede en algún momento del día. Marque las áreas donde considera que tiene debilidades y las áreas que puede mejorar.

Semana 2 El Tamaño de las Porciones: A Veces lo Importante no es lo que Comemos Sino la Cantidad

---

"Como todas las comidas 'saludables', pero en grandes cantidades."

Soy una dietista con muchos años de experiencia pero soy humana. Decidí convertirme en dietista por las mismas razones que un chef decide hacerlo ¡Adoro la comida! Hablar de ella, prepararla y por supuesto comerla. Hay muy pocas cosas que no como y que no he probado. Como mi mama solía decirme "¿Cómo sabes que no te gusta si no lo has probado?" Por eso le recomiendo que pruebe comidas nuevas al menos una vez.

Con el paso del tiempo, descubrí que para disfrutar de algunas de las comidas que más me gustan debía aprender a incorporarlas en mi plan de comida diario de forma tal que no ganara peso.

Al igual que muchos de los lectores de este libro, no nací con un metabolismo súper dotado ni con una figura esbelta así que debo comer saludablemente y hacer ejercicio. No soy de las personas que pierde peso rápidamente pero si puedo ganarlo muy fácilmente si no me cuido. Como mencioné anteriormente adoro la comida y esto abarca toda la comida: la buena, la mala, la fea y la deliciosa. A menudo cuando hablo con mis clientes, encuentro que muchos disfrutan lo que llaman las comidas "correctas." Creen que son ¿dietas perfectas? Probablemente no sea el caso. Aun no he conocido a ningún cliente que siga una "dieta" perfecta.

Y si lo medito más, no muchos dietistas siguen una "dieta" perfecta porque no existe.

Entonces ¿cuál es el problema? Recuerde que no es bueno abusar de nada. Comer mucho puede tener un resultado perjudicial. Se aumenta de peso básicamente porque se ingieren más calorías que las que el cuerpo necesita y no se pierden por la falta de actividad física.

El tamaño de las porciones en Estados Unidos ha aumentado. Recuerdan cuando en los buenos tiempos las bolsitas de papas fritas que servían en los restaurantes de comida rápida eran muy pequeñas. Venían en las bolsitas donde ahora sirven las comidas de los niños. El mundo de los adultos se ha convertido en lo que solemos llamar el tamaño grande. Como han cambiado los tiempos. Si le sirven una porción de jugo piensan que le están sirviendo una "copita." En muchos lugares es cada vez más barato ordenar los tamaños grandes lo cual facilita el comer demasiado. ¿Por qué tomar un refresco gaseoso de doce onzas cuando el de treinta y dos onzas solo cuesta diez centavos más?

¿Cómo puede ser malo entonces comer muchas frutas o verduras? Aquí es donde interviene algo muy pequeño llamado metabolismo. Brevemente, el metabolismo es el ritmo con que su cuerpo usa la energía y este varía de una persona a otra. El metabolismo también puede cambiar durante la vida de una persona. Por ejemplo usted puede quemar energía a un ritmo mucho mayor en su adolescencia que cuando tiene 40 años. Esto explica por que si consume lo mismo que comía cuando estaba en el colegio, las libras irán aumentando a través de los años.

El ritmo con el que se quema la energía también se ve afectado por el total de ingesta de calorías. Por ejemplo: si su cuerpo necesita 1800 calorías por día para mantener su peso actual y de pronto empieza a consumir 1000 calorías, perderá peso porque está comiendo menos de lo que su cuerpo necesita para mantenerse. Sin embargo, con el tiempo el cuerpo se ajusta y se acostumbra a la fluctuación de pocas calorías y la pérdida de peso se detiene. Esto se conoce como estancarse de peso. Desafortunadamente, cuando se tienen mas de 1000 calorías digamos 200 calorías de más para un total de 1200, se comienza a ganar peso. El ritmo de su metabolismo ha disminuido y su cuerpo empieza a funcionar más eficientemente.

Una caloría es una caloría sin importar de donde venga. Las calorías se van sumando. Si el cuerpo necesita 1800 calorías al día y usted consume consistentemente menos perderá peso de lo contrario ganará peso sin importar de donde vengan las calorías. El exceso de calorías se almacena como grasa. Maravilloso ¿no? Para perder una libra se debe tener un déficit de 3500 calorías. Por lo tanto, si reduce 250 calorías diariamente ya sea comiendo menos o haciendo ejercicio, perderá mitad libra por semana. Si elimina quinientos calorías diariamente entonces perderá una libra por semana.

¿Recuerda cuando mencioné las dietas "de moda"? Muchas de esas dietas funcionan porque eliminan uno o más grupos alimenticios. Por ejemplo, las "dietas" bajas en carbohidratos funcionan principalmente porque se eliminan tres grupos alimenticios principales (almidones, frutas y leche/yogur). Cuando se eliminan estos tres grupos, muchas personas pierden peso porque consumen menos calorías. Sin embargo, en mi práctica veo como el peso se vuelve a ganar cuando se comen nuevamente carbohidratos. Algunas personas pueden hasta ganar más peso o quedarse con el mismo principalmente porque han reemplazado las calorías que provenían de los carbohidratos con las comidas "permitidas."

Con toda esta información sobre calorías deben pensar "¿Ella espera que calcule cuantas calorías consumo por día?". No exactamente. Revise su diario. Si no ha anotado la cantidad de alimentos que ha consumido, este es el momento de empezar. Si por otra lado ha estado anotando las cantidades pero no está midiendo las comidas este es definitivamente el momento de empezar.

A continuación unas guías para tener un mejor control de las porciones.

Invierta en lo siguiente:

- Una balanza pequeña para pesar los alimentos. Esto es uno de los implementos más importantes que puede tener en la cocina. La balanza le enseña lo que es una verdadera porción. Los resultados le sorprenderán. Hay dos clases de balanza: la digital y la mecánica. Los precios pueden oscilar entre $9.99 y $99.00. Les recomiendo que inviertan en una balanza digital porque es más fácil de usar y puede medir en incrementos pequeños.

- Otro implemento importante son las cucharas de medir. Compre un juego de cucharas para medir ingredientes secos como cereal y pasta y un juego para medir los ingredientes líquidos como los jugos y sopas. Estas últimas normalmente vienen en incrementos de uno, dos, y cuarto tazas. Normalmente puede encontrar juegos de tres tazas por menos de veinte dólares. En realidad lo único que necesita es una que mida una taza a la vez. Las tazas de ingredientes secos normalmente vienen en juegos y están hechas de acero inoxidable o plástico. Puede escoger la que prefiera.

- Las cucharas de medir son necesarias para medir la grasa y los condimentos (Eg. mantequilla de maní, aceites y aderezos). A menudo las cucharas de medir vienen en juegos de cinco y pueden comprarse junto con las tazas de ingredientes secos. Las cucharas de medir vienen en acero inoxidable o plástico. Algunas compañías también tienen cucharas de medir ajustables que miden desde una cucharadita hasta una cucharada. Pueden usar cualquiera de las dos; sin embargo, la cuchara ajustable es útil para llevar en la lonchera o en la cartera cuando come fuera. Los precios dependen del material que seleccione y los precios oscilan entre $2.99 (o menos) y más.

- Guía nutricional de bolsillo. Puede comprarla por Internet. Sin embargo, le recomiendo especialmente que vaya a una librería cercana y revise lo que tienen disponible. Normalmente las encuentra en la sección de Salud y Acondicionamiento Físico. Trate de seleccionar una que no le persuada a seguir una "dieta" específica. Mas bien busque una guía que incluya el tamaño de la porción de los alimentos con el número total de calorías, grasa, carbohidratos (incluyendo la cantidad total de fibra) y proteína.

¿Cómo leer una etiqueta de alimentos?

En Estados Unidos es obligatorio que la mayoría de los alimentos tengan una etiqueta con la información nutricional. Use la etiqueta para aprender cual es el tamaño adecuado de las porciones de todo lo que come, especialmente con lo que no debe abusar. Vaya a su gabinete de cocina y elija su alimento de merienda preferido.

Por ahora debe concentrarse en:

- El tamaño de la porción: El tamaño mencionado equivale a una porción. La medida usual es la de cucharas, tazas, o pedazos del producto seguido por la frase equivale a una porción. La medida es seguido por el peso métrico para una porción. Aquí es donde la balanza del alimento ayudará. Es más fácil medir una onza de galletas del queso que contando hacia fuera cuarenta y cinco pedazos de ellos.[5]

- Las porciones de un paquete: Debajo del tamaño de la porción encontrará la cantidad total de porciones que el paquete contiene. Tenga mucho cuidado porque en muchos de ellos lo que usted cree que corresponde a una porción en realidad corresponde a dos o más.[5]

- Calorías: Corresponde a la cantidad de calorías en una porción y no al paquete completo. Algunos productos también tienen la información nutricional del paquete entero. [5]

Consejos

- Pese o mida las porciones hasta que pueda calcularlas a la perfección. He sido dietista por más de ocho años y todavía peso muchas de las comidas de las que tiendo a abusar. Esto quiere decir que pesará los alimentos por mucho tiempo pero eventualmente se convertirá en un hábito y no le tomará tanto tiempo.

- Cuando vaya a los restaurantes de comida rápida, no pida las porciones enormes. Sólo porque los vendedores se lo piden no tiene que ordenar una canasta gigante de papas fritas. Siempre escoja las porciones más pequeñas. En este tipo de restaurantes normalmente esto equivale a las comidas para niños. Si no tiene niños déle el juguete que normalmente viene con estas comidas a un niño que conozca.

- Cuando vaya a comer a un restaurante, si le sirven porciones "generosas" coma sólo la mitad. Pídale al mesero que le traiga un recipiente para llevar el resto de la comida a su casa. Haga esto antes de empezar a comer de otra forma puede devorar la comida entera. Si ofrecen la opción de ordenar media porción entonces pida la más pequeña. Cuanta más comida le sirvan más comerá.

- Comparta las comidas con un amigo o amiga. Si va a un restaurante de hamburguesas comparta las papas fritas aún si es una orden pequeña. Si quiere postre escoja uno que pueda compartir con otros.

- Ordene un "aperitivo" como su plato principal. Por ejemplo, muchos restaurantes ofrecen ensaladas como aperitivo o como entrada o por un costo adicional le permiten ordenar pollo, carne o pescado para complementarla.

- Engañe la vista. Use platos pequeños. Acostúmbrese a usar el plato de la ensalada para los platos fuertes. Esto le hará creer que hay más comida en el plato y le saciará.

Semana 3 Empecemos por el Salvado: Algunos Comentarios Sobre las Verduras

¿Cómo le va hasta ahora? ¿Ha seguido llevando su diario? ¿Ha seguido anotando todo lo que come inclusive ese bocado que probó del plato de su amiga?

Para este momento debe poder:

- Anotar en su diario todo lo que consume.

- Tome de ocho a doce vasos de agua/líquido diariamente.

- Haga ejercicio por treinta minutos de tres a cinco veces por semana de forma que lo haga la mayoría de los días.
  - *Puede tomar un día de descanso entre sesiones.*

- Teniendo un mejor control de las porciones

Ahora es el momento de aventurarnos en la Semana 3. Después de leer el índice de este libro, es posible que haya temido leer esta sección; puede que sólo la haya ojeado o que ni siquiera la haya leído pero espero que esta vez leerá el capítulo completo. Quiero que esta semana consuma al menos tres a cinco porciones de verduras no almidonadas diariamente. Si en este momento no come ninguna puede empezar comiendo al menos dos cada día y luego incorpore uno a dos más con cada comida. Puede comer más de tres porciones por día si lo desea. Este es uno de los grupos alimenticios donde pueden comer lo que quieran.

En este plan puede comer vegetales libremente (a excepción de los almidonados como la papa y el maíz).

Como recomendación general una porción equivale aproximadamente a mitad taza de verduras cocidas o una taza de verduras crudas. Nuevamente, lamento decirle que las verduras almidonadas como las papas y el maíz no cuentan aquí como tal. Esto no significa que no puede comerlas nunca. No se preocupe porque las podrá incorporar en otra fase de este plan y me aseguraré de hacerlo (A mi también me encanta comer papas de cualquier forma).

¿Por qué debe consumir verduras? Son una buena fuente de vitaminas y minerales esenciales, antioxidantes y fibra. A pesar de que los frijoles son almidonados, también son una fuente excelente de proteína, potasio, ácido fólico, hierro y magnesio. Encontrará mayor información al respecto en la Semana 5 (¿Qué significa realmente el cambio hacia las harinas y cereales integrales?) y en la Semana 6 (Las proteínas son nuestros ladrillos). La mayoría de verduras son bajas en calorías y grasa y le brindan al cuerpo la energía necesaria. Le puede ayudar a protegerse de enfermedades crónicas como: varios tipos de cáncer, enfermedad cardiovascular, obesidad y diabetes.

Consejos:

- Saltee en caldos bajos en sal, jugos o una pequeña cantidad de aceite aromatizado como el de ajo o de oliva.

- Sumerja vegetales frescos y cortados en aderezo sin grasa o con grasa reducida (y consuma únicamente la porción indicada).

- Antes de la comida tome una sopa de vegetales o coma una ensalada con todo tipo de vegetales y aderezo sin grasa o con poca grasa (y consuma únicamente la porción indicada).

- Cuando esté en casa puede tomar la sopa o comer la ensalada mientras cocina para evitar picar entre comidas y así también reduce el apetito. No lo llaman "comodín" por nada.

- Decore sus tortas de huevo con cebollas, pimientos, hongos, zanahorias rayadas, bróculi o zapallo.

- Agréguelos verduras a la pasta, guisos, pizzas, emparedados y salsas caseras.

- Prepare hamburguesas de vegetales en lugar de carne y mézclelas con lechuga, tomate y cebollas.

- Mezcle zanahorias salteadas, pimientos rojos, cebollas y ajo con la carne molida para preparar hamburguesas y pastel de carne.

- Use vegetales asados en lugar de embutidos para preparar sus emparedados.

- Incluya en su dieta verduras de varios colores. Cada color representa un grupo de diferentes vitaminas.

- Use vegetales frescos, congelados o enlatados. Cuando use los congelados asegúrese que no contienen ninguna salsa. Cuando use los enlatados, seleccione los que tienen menos sal, lávelos y cuélelos antes de usar.

- Lleve un control en su diario de todos los vegetales que come (ver la tabla 4).

Ejemplos de una porción de verduras: [6]

- o 2 tazas de col rizada cruda (1 taza cocinada)

- o 1 taza de espinaca cocinada

- o 2 tallos de apio

- o 2 zanahorias medias, o zanahorias de bebé de 3 onzas (cerca de 12)

- o 10 floretes del bróculi (crudos)

Table 4: Diario Actualizado	Fecha:_____
Desayuno Hora:_____ _____ _____ _____ _____	Merienda 1 Hora:_____ _____ _____ _____ _____
Almuerzo Hora:_____ _____ _____ _____ _____	Merienda 2 Hora:_____ _____ _____ _____ _____
Cena Hora:_____ _____ _____ _____ _____	Merienda 3 Hora:_____ _____ _____ _____ _____
Ejercicio: _____ _____ _____ _____	Consumo de agua: ❏❏❏❏ ❏❏❏❏ ❏❏❏❏ Otras Bebidas: _____ _____
Listas de Compras: _____ _____ _____ _____ _____	Verduras: ❏❏❏❏❏ Comentarios: _____ _____

Semana 4 Las Frutas: El Postre de la Naturaleza

Para este momento debe:

- Anotar en su diario todo lo que consume.

- Tomar de ocho a doce vasos de agua/líquidos al día.

- Hacer ejercicio por treinta minutos de tres a cinco veces por semana de forma que lo haga la mayoría de los días.
  - o Puede tomar un día de descanso entre sesiones.

- Teniendo un mejor control de las porciones

- Consumir de tres a cinco porciones de verduras no almidonadas diariamente.

Para la Semana 4, quiero que incorpore de dos a cuatro porciones de fruta diariamente. Si no come ninguna fruta ahora consuma al menos una cada día hasta que llegue a comer una porción en cada comida o merienda.

¿Por qué debe comer frutas? Básicamente por las mismas razones que consume verduras. El aumentar el consumo de frutas puede hacer que la comida sea más apetitosa y tenga sabores interesantes.

Consejos

- Según la estación pruebe varios tipos de frutas.

- Ensamble a sus cooperativas locales del alimento (mire la sección de referencias para las páginas de Internet del ejemplo). [7]

- Pruebe diversos colores para asegurar una ingesta variada de nutrientes.

- Coma frutas que no ha probado antes y varíe su ingesta según la estación. Pruebe el tangelo, kiwi, granada o carambola.

- Mézclelas en cereales fríos o calientes para endulzarlos en forma natural y evitar el azúcar.

- Mézclelas con yogurt sin grasa fresco o congelado.

- Las frutas son un postre excelente. Puede decorarlas con yogurt o crema batida sin grasa o grasa reducida (o si quiere un toque especial puede usar pudín sin grasa).

- Prepare un batido con frutas frescas o congeladas (Puede encontrar una receta en la Menús Modelo: Comidas Principales y Meriendas en la III Parte del libro). Cuando use frutas congeladas, asegúrese que no tienen almíbar o azúcar y no olvide que la pulpa congelada da el sabor y el color pero es azúcar pura.

- Combínela con gelatina sin azúcar (Puede encontrar sugerencias para refrigerios en la Sección de Menús Modelo: Comidas Principales y Meriendas en la III Parte del libro).

- Agrégueles frutas frescas a las ensaladas para darles un sabor especial.

- Lleve un control en su diario de las frutas y vegetales que consume. (Ver la Tabla 5).

Una porción equivale aproximadamente: [8]

- 1 fruta pequeña o mediana (4 onzas)

- ½ banano grande o un banano pequeño

- 1¼ taza de fresas enteras

- 2 ciruelas pequeñas o una grande (aproximadamente 5 onzas en total)

- 1 kiwi (aproximadamente 3½ onzas)

- 1 taza de papaya en cubitos (8 onzas)

- ½ taza de mango en cubitos (5 ½ onzas)

- ¾ taza de piña en cubitos

- ½ taza de fruta
  o Asegúrese que el almíbar no contiene azúcar

- 4-6 onzas de jugo (dependiendo de la clase de jugo)
  o Recuerde que el jugo de frutas tiene muy poca fibra y puede tener mas calorías que la fruta. Además, la fruta le satisface más que el jugo.

- 2 cucharas de frutas secas

Tabla 5: Diario Actualizado	Fecha:_____
Desayuno Hora:_____ _____ _____ _____ _____	Merienda 1 Hora:_____ _____ _____ _____ _____
Almuerzo Hora:_____ _____ _____ _____ _____	Merienda 2 Hora:_____ _____ _____ _____ _____
Cena Hora:_____ _____ _____ _____ _____	Merienda 3 Hora:_____ _____ _____ _____ _____
Ejercicio: _____ _____ _____ _____	Consumo de agua: ▢▢▢▢ ▢▢▢▢ ▢▢▢▢ Otras Bebidas: _____ _____
Listas de Compras: _____ _____ _____ _____	Verduras: ▢▢▢▢▢ Frutas: ▢▢▢▢ Comentarios: _____ _____

Semana 5 ¿Qué Significa Realmente el Cambio Hacia las Harinas y Cereales Integrales (Incluyendo Verduras Almidonadas)?

Para este momento debe:

- Anotar en su diario todo lo que consume.

- Tomar de ocho a doce vasos de agua/líquidos al día.

- Hacer ejercicio por treinta minutos de tres a cinco veces por semana de forma que lo haga la mayoría de los días.
    - *Puede tomar un día de descanso entre sesiones.*

- Teniendo un mejor control de las porciones

- Consumir de tres a cinco porciones de verduras no almidonadas diariamente.

- Consumir de dos a cuatro porciones de fruta diariamente.

La última sensación en la industria alimenticia son los granos enteros. Si mira en los estantes del supermercado encontrará una abundancia de productos que afirman tener granos enteros. ¿Qué son exactamente? Básicamente son productos que contienen la forma integral de los granos como: trigo, maíz, arroz, hojuelas, avena, cebada y centeno por nombrar algunos. El consumir granos enteros significa que se consumen las tres partes del grano (el salvado, el endospermo y el germen) en lugar de consumir solo con lo cual se consume más proteína, fibra y nutrientes que incluyen fotoquímicos y antioxidantes que cuando consume los granos refinados (como el plan blanco).[9] Además, cuando la mitad de los granos que se consumen son enteros, se intenta ayudar a disminuir el riesgo de enfermedad cardiaca, accidente cerebrovascular, cáncer de colon, diabetes y obesidad.[10]

Esto no significa que si consume sólo granos enteros no será obeso o perderá mucho peso. En la pérdida de peso intervienen muchos otros factores. No obstante el consumo de granos enteros puede ayudarle. Además, los granos enteros le brindan al cuerpo la energía necesaria. Además le brindan los carbohidratos necesarios a los músculos para el ejercicio y las funciones cerebrales. Así que no eviten los carbohidratos para perder peso. Hay formas mucho mejores de reducir calorías sin renunciar a estos alimentos tan vitales.

Como mencioné anteriormente la ingesta de fibra puede aumentar dependiendo del tipo de granos que se consuman. Existen dos tipos principales de fibra: soluble e insoluble. Como su nombre lo indica la fibra, especialmente la insoluble pasa por el cuerpo sin ser digerida. La fibra es característicamente pegajosa y forma un entramado con el agua produciendo una especie de gel. La fibra soluble contribuye a la disminución y aprovechamiento del colesterol en el aparato digestivo lo cual podría ayudar a disminuir el riesgo de sufrir de enfermedad cardíaca. Puesto que la fibra es difícil de digerir, el aumentar su ingesta puede disminuir la absorción de calorías. Las comidas ricas en fibra soluble pueden disminuir la absorción de calorías especialmente las que provienen de las comidas ricas en carbohidratos incluyendo las frutas y verduras. La absorción lenta de calorías puede ayudar a controlar los niveles de azúcar sanguíneo y por ende disminuir los riesgos asociados con la diabetes.

Esto no quiere decir que lo único que debe hacer para controlar su nivel de azúcar es consumir más fibra pero si puede beneficiarle. La fibra soluble tiene además el beneficio de que aumenta el volumen del bolo alimenticio que produce una sensación de saciedad más rápidamente que el azúcar simple o refinado que no contienen fibra y que lo único que hacen es ocupar espacio. Para muchos de ustedes esto será muy útil para controlar su apetito. Al cerebro le toma unos vente minutos o mas sentir que está satisfecho. La fibra puede ayudarle a evitar comer más.

Para todos los que tienen problemas de estreñimiento, el consumo de más fibra insoluble puede ayudarles. Sin embargo debe tener cuidado y aumentar el consumo de comidas ricas en fibra lentamente. Si no acostumbra comer fibra o consume muy poca y súbitamente empieza a consumir la cantidad recomendada de vente a treinta y ocho gramos diarios, (cinco a diez gramos deben provenir de la fibra soluble), puede experimentar aún más estreñimiento, diarrea, flatulencia, cólicos y hasta indigestión. [11]

Hasta ahora ha consumido frutas, verduras y toma de ocho a doce vasos de agua diariamente. Asegúrese que continúa haciéndolo y además empiece a consumir una porción de granos enteros todos los días hasta que alcance tres a seis porciones (preferiblemente seis). Siga tomando mucha agua pues la fibra soluble la absorbe y todo ese líquido en la dieta le ayuda a que todo fluya normalmente. Puede pensar que si la fibra es tan recomendable por qué entonces no compra simplemente un suplemento vitamínico. No soy fanática de tomar pastillas. Prefiero que siga obteniendo la fibra de los alimentos y no de una pastilla (a menos que su médico se lo recomiende). Un suplemento oral normalmente no brinda todos los nutrientes de los alimentos.

Entonces ¿qué debemos buscar cuando hacemos las compras? Para empezar en el supermercado pueden buscar las comidas que tienen el Sello de Cereal Integral. Hay dos sellos disponibles. El primero indica que los productos contienen al menos 50 por ciento (o más) de granos enteros en cada porción. El segundo sello indica que los productos contienen 100 por ciento de granos enteros. [12] También puede buscar palabras clave como trigo integral, cebada integral, avena integral o molida en piedra. Si tiene dudas, pueden verificar la lista de los ingredientes. El primer ingrediente en la lista debe incluir la palabra *entero*. De no ser así, no tiene certeza de la cantidad de granos enteros en el producto. Tenga cuidado con los trucos de mercadeo. Si un producto contiene "siete granos" o "doce granos" y los granos enteros son el segundo ingrediente que se menciona es posible que el producto contenga menos del 30 por ciento.

Por último, busque la declaración de salud que indica que: "las dietas ricas en alimentos a base de granos enteros y otros alimentos vegetales y bajas en grasa total, grasa saturada y colesterol pueden ayudar a reducir el riesgo de enfermedad cardiaca y ciertos tipos de cáncer."[13] Esto significa que de acuerdo a las estipulaciones del Acta de la Administración de Alimentos y Medicamentos de Estados Unidos de 1997 (FDAMA por sus siglas en inglés), el fabricante de un producto puede notificarle a la FDA sobre una declaración de salud que esté "basada en las regulaciones de una agencia federal indicada o de la Academia Nacional de Ciencias" (NAS por sus siglas en inglés). [13] Si la FDA no le prohíbe al fabricante establecer esta declaración a los 120 días de haber recibido la notificación el fabricante puede hacerlo.

¿Qué debe hacer para aumentar su ingesta?
- Trate de consumir de seis a once porciones diariamente de los alimentos clasificados como almidones (controle los tamaños de las porciones). Para perder peso, trate de consumir aproximadamente de seis a siete porciones diarias. Al menos tres deben consistir de 100 por ciento de granos enteros pero es mucho mejor si las seis a siete también consisten de granos enteros.

- Consuma panes que contengan al menos de dos a tres gramos de fibra en cada porción. Por ejemplo, compre el pan que sea 100 por ciento trigo integral).

- Consuma arroz integral en lugar de arroz blanco.

- Pruebe la pasta integral que tiene de seis a ocho gramos de fibra en cada porción en lugar de la pasta blanca que contiene de una a dos gramos.

- Consuma cereales que contienen tres o más gramos de fibra en cada porción (Eg. avena). Cuando sea posible, busque cereales que contengan cinco o más gramos de fibra.

- Varíe el tipo de granos que usa. Pruebe los que normalmente no consume como la cebada o el trigo bulgur (Eg. tabule) en lugar del arroz.

- Incluya los frijoles en su plan alimenticio. El Departamento de Agricultura de los Estados Unidos recomienda que se deben consumir tres tazas todas las semanas lo que corresponde a mitad taza diariamente. [14] Use la taza de medir ingredientes secos. Aunque la pirámide de los grupos alimenticios básicos los incluye en dos grupos, en este libro se encuentran en tres grupos: verduras, almidones y proteína. Así es leerá sobre frijoles en otra de las secciones de este libro. Puede leer sobre algunos consejos de cómo variar el consumo de frijoles en la Semana 6 (Las proteínas son nuestros ladrillos).

- Reduzca la cantidad de comidas procesadas con mucha azúcar. Por ejemplo, reduzca (No significa que las elimine):
  o Refrescos gaseosos regulares
  o Dulces
  o Galletas dulces
  o Repostería
  o Pasteles
  o Cereales azucarados
  o Postres congelados

- Lleve un control en su diario de los almidones (verduras almidonados incluyendo) con las frutas y vegetales que consume. (Ver la Tabla 6).

Tamaños de las porciones
Todas son aproximadas: [15]

- ½ taza de cualquier cereal cocinado

- ¾-1 taza de cereal sin azúcar

- ⅓ taza de arroz o pasta cocida (o 1 onza seca)

- 1 onza de pan integral (normalmente equivale a 1 rebanada de pan regular o 2 rebanadas de pan "light" o ligera)

- ½ taza de cualquier verdura almidonada cocinada (como frijoles, garbanzos, lentejas, maíz, plátanos, zapallo o papas)

- 1 muffin pequeño (1 onza)

- 1 onza de cualquier bocadillo (por ejemplo, galletas saladas, galletas de animales, palomitas de maíz, pretzels o tortas de arroz). Obtenga más por su dinero y seleccione los productos que tienen mayores porciones por el mismo número de calorías.

Verduras almidonados:[15]

- ½ taza de habas

- ½ taza de guisantes

- ½ taza de núcleos de maíz

- 1 taza de calabaza (viene generalmente hecho puré), de lata, sin azúcar añadida

- 3 onzas (o taza del ½) de patata dulce o de boniato

- 3 onzas (o taza del ½) de malanga

- ½ taza de plátanos preparados

Tabla 6: Diario Actualizado   Fecha:_____

Desayuno Hora:_____	Merienda 1 Hora:_____
_____	_____
_____	_____
_____	_____
_____	_____
Almuerzo Hora:_____	Merienda 2 Hora:_____
_____	_____
_____	_____
_____	_____
_____	_____
Cena Hora:_____	Merienda 3 Hora:_____
_____	_____
_____	_____
_____	_____
_____	_____

Ejercicio:	Consumo de agua: ❑❑❑❑ ❑❑❑❑ ❑❑❑❑ Otras Bebidas:
_____	
_____	_____
_____	_____
Listas de Compras:	Verduras: ❑❑❑❑❑
	Frutas: ❑❑❑❑
_____	Almidones:
_____	❑❑❑❑❑❑❑❑❑❑
_____	Comments:_____
_____	_____

Semana 6 Las Proteínas son Nuestros Ladrillos

Para este momento debe:

- Anotar en su diario todo lo que consume.

- Tomar de ocho a doce vasos de agua/líquidos al día.

- Hacer ejercicio por treinta minutos de tres a cinco veces por semana de forma que lo haga la mayoría de los días.
    - *Puede tomar un día de descanso entre sesiones.*

- Teniendo un mejor control de las porciones

- Consumir de tres a cinco porciones de verduras no almidonadas diariamente.

- Consumir de dos a cuatro porciones de fruta diariamente.

- Consumir tres seis alimentos ricos de granos enteros diariamente (seis a once porciones totales por el día de todos los alimentos clasificados como almidones incluyendo vehículos almidonados y granos enteros).

Las "dietas" altas en proteína han estado en boga en los últimos años y estuvieron muy de moda cuando me inicié como dietista registrada. Poco después de que terminé mi internado, inicié mi carrera en un pequeño hospital comunitario y trabajaba fundamentalmente con pacientes en el área de cardiología. Muchos de ellos habían sufrido ataques cardiacos o accidentes cerebrovasculares. Otros pacientes también sufrían de diabetes y de las complicaciones relacionadas con esa enfermedad.

Recuerdo un incidente que me sucedió con un médico general (no era cardiólogo) que trabajaba en ese hospital. El médico había recomendado que un paciente iniciara una "dieta" alta en proteínas y sin carbohidratos para reducir su nivel de azúcar sanguíneo, perder peso y controlar su diabetes. El médico había ordenado que se educara al paciente sobre la dieta que el había prescrito.

Una nota de precaución a mis lectores.

En la mayoría de hospitales u otras instituciones médicas los dietistas registradas deben regirse por las órdenes o prescripciones de "dieta." Si no hay una orden específica, el departamento no puede enviarle al paciente ningún alimento independientemente de cuantas comidas o días la persona no haya comido. Si una persona es diabética y la orden indica que el paciente está en una "dieta" normal o general, el departamento de nutrición no tiene forma de saber que el paciente es diabético y envía azúcar regular en lugar de un edulcorante no nutritivo. Por lo tanto, cuando un médico u otro profesional de la salud con capacidad para recetar las órdenes del paciente, autoriza una "dieta" específica, yo me debo regir por esa orden a menos que sea inapropiada o incorrecta.

Procederé. Yo no vi. ninguna razón para que el paciente en cuestión estuviera en una "dieta" alta en proteínas y sin carbohidratos así que contacté al médico para que me diera una explicación. El estaba en el hospital así que lo esperé. Me indicó que el plan le funcionaba a él y que ahora se lo recetaba a todos sus pacientes. Pero el hecho de que una "dieta" de moda le funcionara a él no es prueba suficiente para mí de que el paciente en mención debía seguir esta "dieta" para la pérdida de peso y el manejo de su diabetes. Yo sigo una práctica basada en evidencia lo que significa que baso mi carrera y la educación de mis pacientes y clientes en evidencia o prueba científica. Me ofrecí a proceder de esa forma y por supuesto le diseñé al paciente un plan alimenticio apropiado para sus necesidades.

Cuando las "dietas" altas en proteína están de moda, es común encontrar en los estantes del supermercado una cantidad diversa de productos altos en proteína y bajos en carbohidratos y para cada producto rico en carbohidratos también existe un sustituto bajo en carbohidratos como para: el cereal, el pan, el yogur, la leche, las barras de cereal, helados y otros postres. Muchas personas han perdido peso cuando siguen estos planes pero una vez que los dejan, lo vuelven a recuperar. Algunas personas, especialmente las que han usado todos los productos bajos en carbohidratos, no han perdido peso sino que más bien hasta han ganado más. Se preguntará cual es la razón de esto. Básicamente se resume en lo que he mencionado anteriormente. Una caloría es una caloría. Quienes han perdido peso siguiendo las "dietas" altas en proteína consumieron diariamente menos calorías de las que su cuerpo necesitaba. Pero cuando se eliminan los carbohidratos estamos eliminando todas las frutas, jugos, almidones, verduras almidonadas y la mayoría de los lácteos. Sin embargo, algunas personas aumentan de peso especialmente cuando sustituyen los carbohidratos regulares con productos de bajos carbohidratos. Normalmente estos productos tienen la misma cantidad de calorías que los regulares y a veces hasta más.

Con todo lo que he hablado sobre proteínas, debe pensar que en mi opinión la proteína es un mal alimento pero no es así. La proteína es una parte importante de su plan alimenticio. Le brinda al cuerpo la energía necesaria, los "ladrillos necesarios" para sus músculos, órganos y huesos. Es importante contar con suficiente proteína para fortalecer su sistema inmunológico y prevenir enfermedades. Por último, las proteínas contribuyen a la formación y reemplazo de los tejidos del cuerpo. Aunque las proteínas son importantes, muchos de nosotros no consumimos las suficientes.

El objetivo de esta semana es empezar a seleccionar las fuentes de proteína con baja grasa para así reducir la grasa, el colesterol y las calorías. La grasa tiene más calorías por gramo que los carbohidratos y la proteína. Al seleccionar proteína con poca grasa eliminará calorías adicionales en su plan alimenticio.

Preferiblemente trate de incluir un poco de proteína en cada comida y merienda. La proteína tarda más tiempo en digerirse. Puesto el consumo de proteínas durante las comidas le puede ayudar a saciarse por más tiempo que si se salta una comida ayudándole a controlar su apetito. Asegúrese de incluir al menos de dos a tres porciones diariamente, o seis a nueve onzas de total en el día. Por cada una onza que come, marque un círculo en su diario.

¿Qué tipo de proteína debo consumir?

- Consuma cortes de carne que tengan poco o ningún veteado (las franjas grasosas). Si tiene grasa, elimínela antes de cocinarla.

- Seleccione *los cortes de posta de cuarto, lomo y solomillo*. Por ejemplo: lomo de puerco, lomito o bistec de falda. Evite los cortes de primera. Es cierto que la grasa le da un mejor sabor pero hay otras formas de lograrlo sin la grasa. Consuma las carnes más grasosas sólo en ocasiones especiales.

- Consuma carne molida, puerco, pollo o pavo 90-95 por ciento magras o pruebe hamburguesa vegetariana (similar a la carne molida pero con vegetales) Cuando use este tipo de carne recuerde que si tiene calorías pero menos que las de carne (y sin colesterol).

- Trate de sustituir el tocino regular por tocino de poca grasa como el de pavo (recuerde leer detenidamente la etiqueta), magro, jamón con poca sal, tocino canadiense o hasta los tipos de "chorizos" y la tocineta de soya.

- ¿De pronto se le antoja comer salchichas asadas? Escoja las de pollo o pavo sin grasa o con grasa reducida. A menudo las versiones con menos grasa también contienen menos sal. Puede encontrar hasta salchichas vegetarianas (de soya) para variar un poco que también suelen ser reducidas en grasa y no tienen colesterol.

- Cuando coma pollo o pavo seleccione la carne blanca en lugar de la parte carne oscura para disminuir la grasa y las calorías. Aún mucho mejor, quítele la piel al pollo antes de cocinarlo para que no tenga la tentación de comérsela más tarde. Si quiere dejarle la piel mientras el pollo se cocina para preservar la humedad, elimínela antes de servirlo en su plato.

- Seleccione embutidos reducidos en grasa y cuando vaya a la sección de carne del supermercado pida las variedades con poca sal. Evite consumir carnes altamente procesadas como el salami y la mortadela.

- Aumente el consumo de mariscos. Hay mucho más variedad que los dedos de pescado congelados. No me malinterprete, no tiene que comprar únicamente mariscos frescos, pero sí evitar los que han sido empanizados y fritos antes de ser empacados y debe tener cuidado con los productos que tienen el aspecto de haber sido quemados por congelación o que parecen no estar congelados. Los mariscos proveen una fuente excelente de proteína, tienen bajo contenido de grasa saturada (la grasa "perjudicial") y muchos también son ricos en ácidos grasos omega-3. El aumentar la ingesta de mariscos podría mantiene el corazón saludable y contribuye al crecimiento y desarrollo de los niños. [16] De dos a tres veces por semana reemplace la carne y el pollo por mariscos. Pruebe mariscos que no haya comido anteriormente como: el bacalao, el lenguado, el salmón, el atún fresco (o enlatado pero en agua no en aceite), el abadejo, el mero, la trucha, y el pargo rojo. Evite freírlos y prefiera los siguientes métodos de cocción: al vapor, al horno, asado, o salteado en poco aceite como de canola o de oliva. El tiempo de cocción para la mayoría de los mariscos es menos de diez minutos de forma que lo puede disfrutar cualquier día de la semana.

- Prepare las tortas de huevo sólo con las claras o con un sustituto de huevo. Limite el consumo de las yemas. Un huevo tiene sólo 75 calorías, y 5 gramos de grasa pero 213 miligramos de colesterol. [17] La clara tiene sólo 17 calorías, no tiene grasa y tampoco colesterol. [17] Puede consumir de tres a cuatro huevos por semana pero tenga cuidado como los cocina. Si usa las claras puede consumir las que desee; pero por favor no elimine las yemas. Guárdelas para usar en otras recetas o bien compre las claras que ya vienen empacadas.

- Limite el consumo de vísceras (Eg. hígado). Algunos tipos de vísceras como los riñones son bajos en grasa pero muy altos en colesterol.

- Trate de incorporar fuentes de proteína vegetal tales como el tofu o los reemplazos de soya. Agréguele tofu a sus estofados y guisos preferidos con el fin de reducir la grasa, el colesterol, las calorías y el dinero que gasta. [18] Hoy en día existen diversas opciones que le permiten tener variedad. Los productos de soya tienden a ser bajos en grasa, no tienen colesterol y son menos costosos que las carnes de origen animal. Muchos de ellos también son excelentes fuentes de fibra.

- Use quinoa en lugar del almidón común. Al contrario del trigo, la quinoa tiene un alto porcentaje de proteína y es también una gran fuente de fibra. A diferencia de la mayoría de los granos, contiene un grupo de aminoácidos esenciales que lo hace idóneo para las personas vegetarianas o para quienes desean reducir el consumo de comida animal.

- Consuma frijoles, arvejas y lentejas cocidas. Sí amigos, frijoles nuevamente. Recordarán que lo mencioné en los consejos de la semana anterior. Estos alimentos son excelentes porque brindan energía a través del almidón que contienen así como fibra y proteína sin mucha grasa. Además no tienen grasa saturada, colesterol o sal (a menos que use los enlatados). Cuando consuma, frijoles enlatados, lávelos y cuélelos para eliminar la sal agregada. Además son baratos. Una lata de frijoles normalmente cuesta menos de un dólar (o menos si la compra en una venta especial) y a diferencia de la mayoría de las carnes, sí pueden usar los cupones para comprarlos. Al elegir habas, marque un almidón y una proteína en su diario del alimento. Formas de aumentar el consumo de frijoles en su plan alimenticio:

  o Compre diferentes clases de frijoles enlatados (a menos que los cocine usted mismo) y lávelos antes de usar.
  o Vierta mitad de una taza por porción en las sopas, ensaladas y guisos. Es posible que ni los sienta.

- o Consuma sopas de frijoles al menos una vez por semana y agréguele una onza de queso y una porción de natilla con grasa reducida.
- o Cómalos con arroz o solos como guarnición.
- o Haga salsa casera con frijoles negros (Consulte la receta incluida en la Parte III: Menús Modelo)

- Pruebe las nueces tostadas (son altas en grasa pero de fuente vegetal). Seleccione las que no tienen sal. Tenga cuidado de controlar el tamaño de las porciones pues las nueces son una fuente concentrada de grasa y calorías.

- Puede usar la mantequilla de maní o de otra nuez para untarla en una tostada de pan integral o en wafles integrales en lugar de mantequilla o margarina.

- Las semillas de girasol (son altas en grasa pero la saludable). Úselas en sus ensaladas o como una porción en la merienda.

Tamaños de las porciones

Todas son aproximadas:

- ½ taza de habichuelas, arvejas o lentejas cocidas. Tenga mucho cuidado cuando le agrega frijoles a su plan alimenticio. Este es uno de esos alimentos que puede ser perjudicial si se consume en grandes porciones. Para alguna gente, consumiendo habichuelas, arvejas o lentejas pueden causar malestar gastrointestinal. Su cuerpo se acostumbrará de forma que si los come con frecuencia no tendrá flatulencia. Empiece con ¼ taza diariamente y auméntelo hasta ½ taza.

- 3 onzas de pollo, mariscos o carne cocidos (aproximadamente 4 onzas crudos). Para cada onza que usted consuma, marque uno de los círculos en el diario del alimento. Muchos libros y revistas le dirán que corresponde al tamaño de un naipe lo que equivale a una porción pequeña. La mayoría de las personas consumen mucho más que esta porción y es aquí cuando las calorías se van sumando. Marque tres círculos en el diario.

- 1 huevo o 2 partes claras del huevo

- 1 onza de tuercas

- 1 onza de semillas tales como calabaza, girasol, o linaza

Tabla 7: Diario Actualizado Fecha:_____	
Desayuno Hora:_____	Merienda 1 Hora:____
_____	_____
_____	_____
_____	_____
_____	_____
Almuerzo Hora:_____	Merienda 2 Hora:____
_____	_____
_____	_____
_____	_____
Cena Hora:_____	Merienda 3 Hora:____
_____	_____
_____	_____
_____	_____
_____	_____
Ejercicio:	Consumo de agua:
_____	▢▢▢▢ ▢▢▢▢ ▢▢▢▢
_____	Otras Bebidas:
_____	_____
_____	_____
Listas de Compras:	Verduras: ▢▢▢▢▢
_____	Frutas: ▢▢▢▢
_____	Almidones:
Comentarios:_____	▢▢▢▢▢▢▢▢▢▢
_____	Proteína: ▢▢▢▢▢▢▢▢

Semana 7 Leche, Queso, y Yogur (Productos Lácteos)

Para este momento debe:

- Anotar en su diario todo lo que consume.

- Tomar de ocho a doce vasos de agua/líquidos al día.

- Hacer ejercicio por treinta minutos de tres a cinco veces por semana de forma que lo haga la mayoría de los días.
  - o *Puede tomar un día de descanso entre sesiones.*

- Teniendo un mejor control de las porciones

- Consumir de tres a cinco porciones de verduras no almidonadas diariamente.

- Consumir de dos a cuatro porciones de fruta diariamente.

- Consumir tres a seis alimentos ricos de granos enteros diariamente (seis a once porciones totales por el día de todos los alimentos clasificados como almidones incluyendo vehículos almidonados y granos enteros).

- Consumir al menos de dos a tres porciones diariamente de alimentos alto en proteína (o seis a nueve onzas de total en el día).

Esta semana elija tres porciones de productos lácteos bajos en grasa o sin grasa (leche, quesos, y yogur). Los tres grupos también son buenas fuentes de proteína, sin embargo, para ahora marque un producto lácteo en el diario del alimento al consumir (más en eso cuando conseguimos al espaciamiento de la comida en el capítulo: Tiempos Entre Comidas).

- *Nota: Las personas intolerantes a la lactosa, pueden comer queso, leche, yogur y helado sin lactosa o bien usar productos que les ayuden a digerirla.*

- *Nota para las personas alérgicas a los lácteos: Consulten con su médico o mejor aún con su dietista registrada sobre otras fuentes o suplementos de calcio. También pueden sustituir el uso de los lácteos con productos fortificados con leche de soya (o otro substituto fortificado) en lugar de leche de vaca.*

Hay muchas razones por las que debe incluir productos lácteos en su plan alimenticio. Además de brindarle un poco de proteína también es una fuente excelente de calcio. Las personas que consumen al menos tres porciones de calcio y específicamente el derivado de los lácteos pueden perder más peso cuando lo combinan con un plan alimenticio de bajas calorías.

Los productos lácteos son importante para: [19]

- Ayuda en la prevención de la osteoporosis cerca el mantener la estructurad de los huesos.

- La contracción y relajación de los músculos.

- La función de los nervios, coagulación y presión sanguínea y el sistema inmunológico.

- Contiene los alimentos importantes incluyendo el calcio, el potasio, el magnesio, y la vitamina A.

- Puede disminuir las posibilidades del riesgo de cáncer de colon.

- Puede ayudar a disminuir los síntomas del síndrome premenstrual.

Una de las desventajas de consumir lácteos es su contenido de grasa y colesterol. Sin embargo, si seleccionan las versiones sin grasa, reducen significativamente la grasa, el colesterol y además se reducen calorías en el plan alimenticio.

Seleccione:

- Leche descremada o con 1% de grasa.

- Quesos sin grasa o con grasa reducida (incluye el queso requesón y el queso ricota).

- Yogur sin grasa y bajo en grasa.

- Pudín, helado o yogur helado sin grasa o con grasa reducida.

Tamaños de las porciones

Todas son aproximadas:

- 1 onza de queso. [20] Debo admitir que tengo debilidad por el queso. Todos los tipos de queso me encantan. En lugar de eliminarlo, coma la porción adecuada del queso regular. Un buen consejo es consumir los quesos que tienen un sabor fuerte como el tipo Monterrey, el queso Roquefort o el queso Parmesano rallado. Debido a su fuerte sabor, una pequeña cantidad es suficiente. Si prefiere la versión baja en grasa puede entonces consumirla.

- 1 taza (8 onzas) de leche descremada o leche con 1% de grasa. [20] Cada porción de leche descremada contiene 80 calorías y 0 grasa y la porción de leche de 1% de grasa contiene 110 calorías y 2.5 gramos de grasa. Muchos pacientes me han dicho que han cambiado de leche entera a la de 2%. La porción de leche entera contiene 150 calorías y 8 gramos de grasa así que cambiar a la de 2% es mejor porque tiene 130 calorías y 5 gramos de grasa. Aunque considero que el incorporar estos cambios es encomiable, mi recomendación es que usen la leche descremada.

- ½ taza de leche evaporada. [20] Trate de consumir la descremada o la que tenga 1% de grasa.

- ⅓ taza de leche en polvo descremada. Asegúrese de que tiene agua pura antes de mezclarla.

- 1 taza (8 onzas) de yogur descremado y bajo en grasa (sin embargo muchos vienen en envases de 6 onzas). Cuando compre yogur, recuerde que no todos son iguales. El yogur regular tiene aproximadamente 180 calorías y 9 gramos de grasa en cada porción. El yogur con sabor tiene calorías adicionales (que usualmente provienen del azúcar). El yogur con sabor natural bajo en grasa tiene aproximadamente 120 calorías y 2 gramos de grasa en cada porción. El yogur con sabor tiene casi 100 calorías adicionales. El yogur sin sabor y sin grasa tiene aproximadamente 100 calorías en cada porción. Desafortunadamente el yogur con sabor siempre agrega más calorías innecesarias. ¿Significa entonces que estamos destinados a comer únicamente yogur sin sabor y sin grasa? De ninguna manera. Pueden añadir sabor mezclando una porción de fruta fresca o congelada (no incluya la pulpa congelada que solo agrega calorías). Si desea endulzarlo un poco más puede utilizar un edulcorante no nutritivo y sin calorías. Puede usar miel de Maple o miel regular pero mire sus tamaños de la porción y cerciórese de marcar apagado un almidón y una lechería su diario del alimento. Si tiene poco tiempo y no puede mezclar su propio yogur entonces elija el yogur "light" o ligera. Tiene aproximadamente 60-80 calorías y no tiene grasa (dependiendo de la marca de fábrica que compra).

- ½ taza de queso requesón sin grasa o con grasa reducida. La porción de queso requesón entero tiene aproximadamente 120 calorías y 5 gramos de grasa. [21] mientras que cada porción del de 2% tiene cerca de 90 calorías y 2.5 gramos de grasa. [22] Puede reducir todo esto si consume la versión sin grasa pero si no les gusta el sabor pueden seleccionar el de 2%. Todos tienen aproximadamente 12 gramos de proteína y también son una fuente excelente de calcio. Para el desayuno en lugar de comer huevo con su tostada puede comer queso requesón con un poco de canela y un sobre de edulcorante no nutritivo o también puede mezclar el requesón sin grasa con queso ricotta sin grasa para darle una contextura diferente, o bien comerlo con una taza de fruta fresca como merienda.

- ¼ taza (o 2 onzas) de requesón. [20] Puede comprar la versión regular, con grasa reducida o sin grasa. Para la mayoría de las recetas se recomienda la versión de grasa reducida. Como mencioné anteriormente, cuando use el que no tiene grasa puede mezclarlo con requesón para darle una contextura diferente. También, puede mezclarlo con pasta para darle un sabor cremoso a las salsas sin agregar mucha grasa ni crema.

Tabla 8: Diario Actualizado	Fecha:_____
Desayuno Hora:_____ _____ _____ _____ _____	Desayuno Hora:_____ _____ _____ _____ _____
Almuerzo Hora:_____ _____ _____ _____ _____	Almuerzo Hora:_____ _____ _____ _____ _____
Cena Hora:_____ _____ _____ _____ _____	Cena Hora:_____ _____ _____ _____ _____
Ejercicio: _____ _____ _____	Consumo de agua: ❑❑❑❑ ❑❑❑❑ ❑❑❑❑ Otras Bebidas: _____ _____
Listas de Compras:_____ _____ Comentarios:_____ _____ _	Verduras: ❑❑❑❑❑ Frutas: ❑❑❑❑ Almidones:❑❑❑❑❑❑❑❑❑❑❑ Proteína: ❑❑❑❑❑❑❑❑❑ Productos Lácteos: ❑❑❑

Semana 8 La Grasa:
Ha Adquirido una Mala Reputación

¿Acaso su médico le ha dicho que tiene un nivel elevado de colesterol y que debe disminuir la ingesta de grasa? ¿Usted sabe lo que esto significa exactamente? La realidad sobre la grasa en la dieta no ha sido muy clara. Por muchos años, la grasa y las comidas grasosas se han considerado comidas "perjudiciales" y prohibidas en la dieta. Como mencioné anteriormente, nos hemos envuelto en una locura por las "dietas" sin grasa y nos dejamos impresionar fácilmente con el tipo de productos que prometía no tener grasas y ser saludable. Desafortunadamente, las dietas sin grasa no funcionaron y la tasa obesidad sigue aumentando a un ritmo alarmante.

Reducir la cantidad de grasa total que consume es un proceso confuso. Con todas las nuevas etiquetas en los productos, es difícil saber lo que significan. Muchos etiquetan afirman que los productos: no tienen grasa, tiene poca grasa, son "light" (ligera), o no contienen ácidos grasos trans. ¿Qué significa exactamente todo esto? Afortunadamente, hay reglas en este juego de las etiquetas. En la tabla 9 encontrarán los significados.

Tabla 9: Leer Etiquetas

Demanda de la Etiqueta	Qué significa
Low Calorie (Bajo en Calorías)	El producto contiene menos de 40 calorías en cada porción.
Light (or Lite) (Ligera)	Este término abarca las calorías y a la grasa. Si la etiqueta dice "light" o lite (ligera) significa que tiene ya sea ⅓ de calorías menos que la versión regular o al menos 50% menos grasa que el producto regular.
Calorie Free (Sin Calorías)	Menos o igual 5 calorías en cada porción.
Reduced (Reducido)	Este término se abarca las calorías, la grasa total, la grasa saturada, el colesterol o el sodio. Significa que básicamente el producto tiene 25% menos las calorías, la grasa total, la grasa saturada, el colesterol o el sodio comparado a la versión regular.
Low Fat (Bajo en Grasa)	Menos o igual 3 gramos de grasa en cada porción
Low Saturated Fat (Baja en Grasa Saturada)	Menos o igual 1 gramo de grasa saturada en cada porción.
Nonfat (Sin Grasa)	Menos que ½ gramo de grasa total por cada porción.
Trans Fat Free (Sin Grasa Trans)	Menos de 0.5 gramos en cada porción.

Ahora que ya sabe el significado de las etiquetas, ¿sabe entonces cuánta grasa debe consumir? Debo decirle que no espero que siga un plan de comidas sin grasa. ¡No la elimine completamente de sus comidas o meriendas! La grasa es necesaria para que el cuerpo funcione al máximo. Abusar de la grasa no es conveniente especialmente si se trata de un alimento con nueve calorías de grasa por cada gramo. Sin embargo la grasa suministra los nutrientes esenciales que el cuerpo necesita. La grasa es un nutriente que el cuerpo utiliza para otras funciones como la producción de las membranas celulares y otros compuestos similares a las hormonas que regulan la presión y el ritmo cardiaco.

La grasa también es necesaria para transportar las vitaminas solubles en grasa como la vitamina A, D, E y K. La grasa brinda una capa protectora contra el frío y protege los órganos internos (de forma similar a los amortiguadores). Sin embargo, no es bueno tener una capa muy gruesa (¡recuerden que no es bueno abusar de nada!). Por último, la grasa le ayuda a mantener el pelo brillante y la piel más tersa y saludable por la que tantas personas pagan precios muy altos en cremas y humectantes.

Además de ayudar al funcionamiento de su cuerpo, la grasa también le da un mejor sabor a sus comidas y aumenta el grado de humedad de los platillos. Además es más fácil cocinar con un poco de grasa (¿alguna vez ha intentado freír un huevo con mantequilla sin grasa? Si no lo ha hecho, por favor no lo intente porque se le quemará). Los helados saben mucho mejor cuando tienen crema de leche espesa que leche descremada. La grasa también ayuda a que usted se sienta saciado después de comer y controla el apetito porque es más densa en calorías y toma más tiempo para digerir.

Por favor lean la última oración con atención. Aunque la grasa puede brindar la sensación de saciedad porque es densa en calorías, el abusar de ella le puede llevar a consumir muchas calorías y por ende perjudicar sus esfuerzos de perder peso. Recuerde que una caloría es una caloría independientemente de donde provenga. Si consume muchas calorías, aumentará de peso y si consume muy pocas, perderá peso. Sin embargo, hay un término medio.

Es posible reducir la cantidad de grasa que consume, perder peso y seguir disfrutando de las comidas que le gustan. La recomendación técnica para la ingesta de grasa de acuerdo con "Las Guías Dietéticas para los Americanos del 2005" es de "mantener la ingesta total de grasa de 20 a 35 por ciento de las calorías" y "la mayor parte de las grasas se deben derivar de fuentes de ácidos grasos poliinsaturados y monoinsaturados como el pescado, las nueces y los aceites vegetales." [23] Menos del 10 por ciento de las calorías deben provenir de los ácidos grasos saturados. Además se debe consumir menos de trescientos miligramos de colesterol al día y las grasas trans deben consumirse muy poco." [23] No es de extrañar que las personas se confundan con toda esta información.

Cuando revisan la sección de grasa en una etiqueta de nutrición de un producto, lo primero que verán es la cantidad de grasa total seguido por un desglose del tipo de grasa que incluye, grasa saturada, poliinsaturada, monoinsaturada y desde enero 2006 también se debe incluir la cantidad de ácidos grasos trans. Las etiquetas también deben indicar la cantidad de colesterol que el producto contiene. Básicamente los alimentos de origen animal contienen colesterol. Esto incluye: todas las clases de carne, pollo, mariscos, huevos y productos lácteos. Los alimentos de origen vegetal incluyendo los almidones, las frutas y las verduras no tienen colesterol. Esto no significa que no tienen grasa. Por ejemplo, los aguacates y las nueces contienen grasa; pero no colesterol.

Su cuerpo fabrica todo el colesterol que necesita así que a excepción de los bebes las personas no necesitan nada de colesterol en sus comidas o meriendas. Para poder evitar completamente el colesterol, tendría que dejar de consumir todos los productos de origen animal. No es mi intención que elimine todos esos productos sino que los modifique y los elimine un poco. Ahora si usted quiere eliminarlos por completo, entonces hágalo (sin embargo, les recomiendo que consulten con una dietista registrada que les ayude a establecer un menú balanceado).

No todas las grasas son iguales y algunas son mejores que otras. El consumo de una gran cantidad de las "grasas perjudiciales" puede aumentar sus niveles de colesterol y aumentar el riesgo de sufrir enfermedad coronaria. Las grasas saturadas y las grasas trans aumentan el colesterol sanguíneo (especialmente el colesterol LDL) aún más que el colesterol de los alimentos que consume. Las grasas trans también pueden disminuir los niveles del colesterol bueno (HDL) que ayuda a prevenir el riesgo de la enfermedad coronaria. Las grasas saturadas al igual que el colesterol se encuentran principalmente en las comidas de origen animal sin embargo a diferencia del colesterol, hay algunas comidas de origen vegetal como el aceite de coco, de palma y otros aceites tropicales que contienen grasa saturada.

Las grasas trans se elaboran sintéticamente. Las grasas trans se forman por el proceso de hidrogenación que ocurre cuando se le agrega hidrógeno al aceite vegetal lo cual hace que la grasa sea más sólida. Las grasas trans se encuentran normalmente en comidas preparadas como: galletas y pasteles. Además, muchos restaurantes de comidas rápidas la usan para freír por ejemplo las donas (si.. las donas son fritas) y las papas fritas. A partir de enero del 2006, muchos fabricantes han eliminado las grasas trans de sus productos debido a su mala reputación (una decisión muy acertada). Si bien es cierto que me complace que hayan eliminado las grasas trans de algunos productos, esto por si solo no le hará perder de peso. Muchos de esos productos aun son ricos en calorías y tienen un bajo nivel nutricional así que es mejor consumirlos con moderación.

Entonces si las grasas trans y las grasas saturadas son perjudiciales, ¿hay alguna grasa que sea beneficiosa? Por supuesto que sí. Recuerdan que mencioné que es necesario consumir un cierto grado de grasa en su plan alimenticio. Las grasas monoinsaturadas y poliinsaturadas (que incluyen los ácidos grasos omega-3 de los que tanto han escuchado y con los que muchos alimentos son fortificados) se consideran grasas "beneficiosas." El sustituir algunas de las grasas perjudiciales por las beneficiosas puede ayudarle a disminuir el colesterol perjudicial también conocido como colesterol LDL. Los ácidos grasos omega-3 también pueden ayudarle a disminuir el riesgo de enfermedad coronaria y hasta pueden ayudar a disminuir la presión arterial. [24] Los ácidos grasos omega-3 se encuentran principalmente en el pescado graso como el salmón, la trucha de agua dulce, el pez caballa, el atún albacora, las sardinas y el arenque. Sin embargo, también se encuentra en la linaza, el aceite de linaza y las nueces. Otras grasas poliinsaturadas incluyen los aceites vegetales (Eg. como el aceite de maíz, soya, girasol, cártamo y el aceite de semilla de algodón). Las grasas monoinsaturadas se encuentran en los aguacates, en la mayoría de las nueces y en el aceite de oliva, de canola y de maní.

Ahora veamos el desglose. La grasa tiene más del doble de calorías por gramo (a 9 calorías por gramo) que los carbohidratos y las proteínas que tienen 4 calorías por gramo. Por ejemplo, un vaso de leche entera tiene 150 calorías por cada porción de ocho onzas y 8 gramos de grasa. Por tanto, 72 de las 150 calorías provienen de la grasa. La leche con dos por ciento de grasa tiene 120 calorías por cada porción de ocho onzas y 5 gramos de grasa. Por tanto 45 calorías de las 120 provienen de la grasa. La leche con 1% de grasa tiene 100 calorías por cada porción de ocho onzas y 2.5 gramos de grasa. Por tanto aproximadamente 23 calorías de las 100 provienen de la grasa. Por último la leche descremada tiene 80 calorías por cada porción de ocho onzas y no tiene grasa.

Quizá no parezca que esto represente muchas calorías pero si toma tres vasos de leche entera al día consumirá 450 calorías sólo en la leche. Al reducir a la leche de 1% de grasa pueden disfrutar de la leche y a la vez eliminar 150 calorías.

Con esto en mente, a continuación encontrará algunos consejos para reducir su consumo de la grasa "perjudicial", el colesterol total y las grasas trans.

- Seleccione productos bajos en grasa y calorías.

- Use las cucharas de medir. Muchas veces al usar aceite, mantequilla, aderezos o condimentos, usamos más de lo debido. Verifique cual es la porción o hasta consuma menos.

- Trate de usar aceite de canola, oliva, maíz, girasol o de soya. El aceite de canola tiene la menor cantidad de grasas saturadas y es una fuente de ácidos grasos omega 3 y es excelente para hornear.

- Use los aceites aromatizados como el de sésamo o maní de forma que sólo utilice una pequeña cantidad. Para darle un saborcito especial haga una infusión con aceite de oliva en hierbas y especies frescas. Cuando le agrega más sabores al aceite puede evitar usar una gran cantidad especialmente en ensaladas y marinadas.

- Los métodos mas recomendables para cocinar sus alimentos son: cocerlos a la parrilla, hornearlos, cocerlos al vapor, saltearlos o asarlos (con una bandeja grasera).

- Use ollas de teflón y de esa forma evita la necesidad de usar aceites o mantequilla.

- Utilice hierbas y especies para darle sabor a sus comidas. El hecho de que reduzcamos el consumo de grasa no significa que las comidas deben ser insípidas. Eso si, haga lo que haga por favor no le agregue sal a las comidas. Pruebe el romero fresco o seco, allspice, albahaca, semillas de alcaravea, cebollinos, polvo de curry, polvo de ajo, mejorana menta, polvo de cebolla, orégano, paprika, pimentón, salvia y/o semillas de sésamo. Cuando quiera utilizar condimentos con mucha sal como la salsa de soya es preferible que use la versión baja en sodio y que consuma sólo una pequeña cantidad (es más que suficiente).

- Evite las comidas fritas.

- Pruebe las papitas horneadas o bien las papas y otros bocadillos que no tengan grasa.

- Prepare las "papas fritas" pero al horno.

- Cocine al horno cualquier comida que normalmente fríe y use hojuelas de salvado de trigo trituradas para empanizarla.

- Use caldo de pollo, res o vegetales con poca sal en lugar de mantequilla o margarina cuando haga puré de papa o cuando saltee los vegetales.

- Use aceite vegetal en aerosol o bien caldo de pollo, res o vegetales en lugar de aceite cuando ase o saltee las carnes, pollo o mariscos.

- Use mayonesa reducida en grasa, mostaza, salsa de tomate, salsa agridulce con pepinillo o salsa de barbacoa como condimentos (verifique cual es la porción).

- Use aderezos y salsas reducidas en grasa o sin grasa. Es muy importante que use sólo las porciones indicadas porque estas calorías se van sumando rápidamente.

- Seleccione el queso crema reducido en grasa o sin grasa (o pruebe el queso Neufchatel), natilla y queso requesón.

- Adobe las carnes en marinadas sin grasa para mejorar el sabor sin aumentar también la grasa.

- En lugar de queso, coloque rodajas de aguacate en las hamburguesas. Recuerde controlar el tamaño de las porciones.

- Use mantequilla liviana o reducida en grasa o margarina. Recuerde que la mantequilla regular es alta en grasa saturada y contiene colesterol (derivada de la leche de vaca). La margarina es una mejor elección porque está hecha de aceite vegetal; sin embargo algunas contienen grasas trans. Esa es la recomendación técnica. Depende de usted elegir la mantequilla o margarina regular ya que ambas tienen cantidades similares de grasa total y de calorías. Recuerde que una caloría es una caloría. Controle el tamaño de sus porciones, reduzca la cantidad total que consume y de ser posible elija las versiones reducidas en grasa.

- Sustituya las sopas cremosas por caldos ligeros (a menos que la crema sea reducida en grasa).

Tamaño de las porciones (únicamente para las grasas)

Todas son aproximadas (basadas en las etiquetas comunes)

- 1 cucharada de mantequilla o margarina (trate de usar 1 cucharadita).

- 1 cucharada de la mayoría de los aceites (trate de usar una cucharadita).

- Aderezo para ensaladas (regular con grasa): 1-2 cucharadas

II PARTE:
Poniendo en Práctica lo Aprendido

Aprenda a Comprar en el Supermercado

Durante más o menos ocho semanas han aprendido las bases y establecido los cimientos para modificar sus hábitos diarios en cuanto a su alimentación y actividad física. Ahora aprenderá como poner el plan en acción al diseñar sus comidas diarias. Planear las comidas diariamente le ayudará a mantener sus metas.

Esta planificación se torna aun más importante cuando se come fuera de casa, cuando estamos de vacaciones, en un viaje de negocios, en un restaurante, en una función social, en una reunión familiar, en una reunión o en cualquier otro evento donde la comida sea el foco principal. Además, el tener un plan anticipado de lo que comerá le ayudará a no comer los alimentos que usualmente no consume o que ni siquiera disfruta.

Compra de los comestibles

¿Alguna vez ha ido de compras al supermercado sin una lista? Estoy segura que sí pues todos en algún momento lo hemos hecho o puede que algunos de ustedes nunca lleven una lista cuando hacen sus compras. Sin embargo, eso no es conveniente. En primer lugar, posiblemente demore mucho más en hacer sus compras. Cada vez que olvido mi lista recorro todos los pasillos para asegurarme que no olvidé nada. Nunca falla porque tan pronto llego a casa me doy cuenta que olvidé algo muy importante como la leche de soya (no puedo tomar mi taza de café sin mi leche de soya con sabor a vainilla). No me molesta recorrer todos los pasillos cuando estoy conociendo un supermercado nuevo o alguna tienda gourmet pero si para las compras diarias. La mayoría de nosotros no podemos darnos el lujo de pasar mucho tiempo en el supermercado.

Sea donde sea que compre, tener una lista de las cosas que necesita, le ahorrará tiempo, dinero y sobre todo le ayudará a no comprar impulsivamente las cosas que quiere pero que definitivamente no necesita. Lo que se compra compulsivamente en el supermercado puede incluir caramelos, chocolates y bebidas gaseosas o cosas como revistas o juguetes).

Para evitar el gasto innecesario de dinero y de bolsas innecesarias, prepárese antes de salir de su casa. Una buena idea es comprar una libreta con imanes y ponerla en la puerta del refrigerador. Si sus electrodomésticos son de acero inoxidable entonces seleccione un área específica en la repisa de la cocina, compre una pequeña pizarra o una pizarra de corcho y manténgala siempre allí. Si tiene una computadora en la cocina o prefiere usar su organizador electrónico o teléfono móvil instale entonces un archivo para la compra de comestibles. Lo más importante es asegurarse que tiene un acceso rápido a la información para poder imprimirla y tenerla a mano. Cada vez que se le acabe algo, anótelo en su lista. Cada vez que decida probar una receta nueva, anote en la lista los ingredientes que necesita. Por supuesto que podría simplemente desprenderlo de la revista o llevar el libro de recetas al supermercado pero recuerde que ese es el objetivo de la lista: simplificar su vida, sus compras y optimizar su tiempo.

Si se parecen a mí, compran muchos de los víveres con cupones de descuento y compran básicamente lo que está a precio especial. Recuerdo que cuando era niña, mi mamá abría los periódicos del domingo y recortaba los cupones y encerraba en un círculo los víveres en las circulares de los supermercado locales. Cuando llegábamos a la tienda me daba los cupones y una canasta pequeña y me indicaba que debía comprar sólo lo que estaba en los cupones. Si volvía con algo que no estaba en los cupones lo tenía que devolver inmediatamente y yo juraba (en mi mente) que nunca haría lo mismo. Sin embargo, aquí estoy vente años después haciendo exactamente lo mismo y aunque para mi mamá es casi una ciencia yo no soy tan buena como ella para ahorrar pero aspiro a ser como ella algún día.

Todos los domingos, reúna todos los cupones que necesita. Trate de organizarlos por departamento y tome los que ocupará ese día y guárdelos con su lista. Cuando llegue al supermercado, saque la lista, los cupones y al ataque. Trate de limitarse únicamente a lo que está en la lista. Evite comprar los pastelitos cubiertos con chocolate que cuestan 1 dólar (a menos que ese sea uno de los comestibles en su lista. Pero hablaré más al respecto en breve).

La mayoría de los productos básicos que necesitará están en el perímetro del supermercado. Los otros como los cereales, productos enlatados, condimentos, etc. estarán en los pasillos del medio. Cuando llegue a la caja registradora trate de evitar comprar las deliciosas golosinas que a menudo colocan allí.

Cuando llegue a su casa dedique un tiempo a lavar y cortar todas las frutas y verduras para que estén fácilmente disponibles para sus meriendas y recetas predilectas. También recuerde guardar de inmediato los víveres perecederos en el refrigerador o el congelador.

OBSERVACIÓN IMPORTANTE

Antes de salir prepárese una merienda. Lo peor que puede hacer es ir de compras cuando tiene mucha hambre porque puede comprar cosas que normalmente no compraría y que esta tratando de evitar como por ejemplo los pastelitos cubiertos de chocolate. Cuando le ataque el hambre todo le parecerá apetitoso especialmente las comidas por las que tiene debilidad así que por su propio bien coma unas palillos de zanahoria o un emparedado (sandwich) antes de salir de su casa.

En Resumen:

- Cree una lista de compras corriente.

- Corte sus cupones cada semana (si vas a cortar cupones).

- Mire los víveres en las circulares de los supermercado locales.

- Si usa cupones, agrupe su lista con los cupones que usted está utilizando.

- Come una merienda o una comida antes de ir al mercado.

Tiempos Entre Comidas: Este no es un Plan Para Morirse de Hambre

He comentado en detalle sobre la importancia de que "una caloría es una caloría" y estoy segura que ya están cansados de escucharlo. Y justo cuando pensaban que ya sabían todo lo que necesitaban al respecto, ahora escucharán un poco más. El metabolismo de cada persona es diferente. El cuerpo necesita una cierta cantidad de calorías para funcionar. Se requieren calorías para todo desde el latido del corazón hasta para pestañear. Cuanto más activa sea una persona, mayor la cantidad de calorías que quema y mayor también las calorías que debe consumir para funcionar diariamente. Por el contrario, cuanto menos activa sea una persona, debe consumir menos calorías.

Quizá haya pensado anteriormente que cuando se salta una comida o dos se ahorra algunas calorías de más. Sin embargo, cuando deja de comer regularmente, su cuerpo se ajusta a ese nivel calórico y se acostumbra a sobrevivir de esa forma. Por ejemplo, si usted consume dos miles calorías diariamente y luego gradualmente (o drásticamente) las reduce a mil calorías, inicialmente perderá peso pero en algún momento su cuerpo lo compensará y empezará a funcionar con menos calorías. ¿Qué sucede entonces cuando consume más de mil calorías? Su cuerpo almacena las calorías adicionales (puesto que ya no las necesita) y las usa más adelante, similar al concepto de hibernación. Ya hemos hablado sobre este tema anteriormente sin embargo considero que es sumamente importante y es necesario reiterarlo.

¿Qué hemos aprendido entonces? ¡No debe morirse de hambre! Esto puede perjudicar sus esfuerzos de perder peso o hasta le puede hacer aumentar de peso. Trate de que su cuerpo esté constantemente con energía y consuma comidas pequeñas y frecuentes. Lo idóneo es que coma de cinco a seis comidas pequeñas en lugar de tres comidas grandes. Cuando divide sus comidas el cuerpo se mantiene constantemente con energía y esto evitará que coma más de lo debido porque nunca sentirá hambre. Su cuerpo en realidad quema las calorías para digerir los alimentos que consume de forma que idealmente si come frecuentemente quemará más calorías. La clave está en consumir porciones pequeñas en cada

comida y no en consumir cinco o seis comidas grandes.

Reglas Básicas

- Como regla general, consuma al menos dos porciones de cualquiera carbohidratos por ejemplo granos enteros, fruta, leche, o yogur sin grasa (o con poca grasa) en cada merienda o comida. La leche y el yogur son alimentos que también son clasificado como carbohidratos (y productos lácteos), sin embargo al tener, compruebe una opción de la lechería y no un almidone.
  - En cada merienda puede uno a dos porciones de los alimentos en la lista arriba.

- Las verduras (no las almidonadas) pueden comerse libremente en este plan porque de todas formas no las consumimos lo suficiente.

- La mayoría de los dietistas registradas opinan que las verduras almidonadas como las papas, el maíz o los frijoles no cuentan como verduras porque tienen la misma cantidad de carbohidratos que una onza de pan. Estas verduras son saludables debido a su contenido calórico y cuentan como un almidón. Controle el tamaño de las porciones y revise la información sobre las etiquetas de nutrición de la sección de granos enteros (y la de vegetales y verduras almidonadas).

- Proteínas: En cada merienda o comida consuma un alimento que contenga por lo menos una onza de proteína.

  o Algunas de las comidas ricas en proteína incluyen: las carnes, el pollo, los mariscos, las nueces (y la mantequilla de nueces como la mantequilla de maní), los quesos (también cuéntelos como productos lácteos) y los productos de soya como las hamburguesas de vegetale. Controle el tamaño de las porciones y revise la información de las etiquetas de nutrición de la sección de proteínas.
  o Al elegir habas, marque un almidón y una proteína en su diario del alimento.

- Intente utilizar las grasas escasamente, también conocido como teniendo en la moderación.

  o Las grasas incluyen todo tipo de aceite, mantequilla, margarina y muchos aderezos. Recuerde que la grasa es densa en calorías y por lo tanto es fundamental que la consuma muy poco. No debe preocuparse mucho de agregar grasa a sus comidas y meriendas especialmente cuando cocina con grasa y cuando las comidas son altas en grasa como es el caso de las nueces y el aguacate. Además, la mayoría de los productos de origen animal contienen cierta cantidad de grasa. Controle el tamaño de las porciones y revise la información de las etiquetas de nutrición.

Conservar Calorías

Cuando planifique sus comidas trate de conservar sus calorías. La reducción de calorías tendrá un gran impacto en la cantidad de peso que pierda a través del tiempo. Para perder una libra, debe tener un déficit de aproximadamente 3500 calorías. Por ejemplo, para perder mitad de una libra por semana, debe reducir aproximadamente 250 calorías diariamente. Para perder una libra por semana entonces debe reducir cerca de 500 calorías por día. El déficit calórico puede alcanzarse reduciendo calorías de su plan alimenticio o a través de actividad física. Puede lograrlo si evita las calorías vacías y consume comidas de bajas calorías y con nutrientes densos.

Se preguntarán a que me refiero con calorías vacías. Son esas pequeñas calorías que se acumulan fácilmente si no tenemos cuidado. Se consideran vacías porque contienen muy pocos nutrientes. Lo ideal es que haga ambos para que su cuerpo no se ajuste a un número muy bajo de calorías totales y para activar su metabolismo con el ejercicio. Cada caloría cuenta. Al reducir un poco cada día, le será fácil perder al menos una libra por semana pero no espere perder dos, recuerde su metabolismo.

Consejos:

• Elimine los refrescos gaseosos regulares, las limonadas con azúcar, el té helado, el licor y cualquier bebida calórica a excepción de la leche con 1% de grasa. La mayoría de las bebidas como los refrescos gaseosos regulares tienen al menos 100-

150 calorías en cada porción así que es preferible que tome agua y ahorre las calorías para algo con más sabor y que le satisfaga. Si se le antoja tomar algo además de agua, puede tomar un refresco gaseoso de dieta o otra bebida que no contenga calorías.

- Evite tomar jugos de frutas y coma la fruta en su lugar. Es cierto que hay algunos jugos que no tienen calorías vacías. Muchos son ricos en nutrientes pero sin embargo, tienen de 100 a 150 calorías por ocho onzas. Si debe tomar un vaso de jugo, entonces hágalo. Si decide hacerlo, asegúrese que es un producto natural sin azúcar agregada y que no contenga jarabe de maíz alto en fructosa. (Podría brindarle más detalles de las razones por las que este ingrediente es perjudicial pero ese sería el tema de otro libro). Ah y como una caloría es una caloría, tienen entonces que contar mitad de un vaso como un carbohidrato porque cada mitad de un vaso (de cuatro y no ocho onzas) tiene la misma cantidad de calorías y carbohidratos que una rebanada de pan por ejemplo. Si quiere que esas cuatro onzas duren mas agréguele agua mineral.

- Evite consumir bebidas energéticas (sports drinks) y barras proteicas de ser posible a menos que no tenga nada más que comer o si hace ejercicio por más de una hora diaria. Estas calorías se van sumando. En su lugar cuando sepa que hará ejercicio lleve una merienda saludable y una botella de agua.

- Sustituya el azúcar del café y el té con un edulcorante no nutritivo sin calorías. Cada cucharadita de azúcar regular contiene 16 calorías y cada cucharada contiene 46 calorías. Quizá no parezca que es mucho pero si por ejemplo toma de dos a tres tazas de café o té diariamente (y espero que gran parte sea descafeinado) y cada vez le agrega una cucharada esto representaría 138 calorías adicionales diarias de azúcar pura y refinada. Lo mismo sucede si usa miel, que es lo mismo, al menos desde el punto de vista de las calorías. Recuerde que una caloría es una caloría. Cuando ordene un café con leche saborizado o un capuchino, pida jarabe sin azúcar en lugar del regular y se ahorrará 20 calorías en cada porción (y ¡créanme que hay más de una porción allí)!

• Es recomendable que use leche descremada en lugar de crema en el café o té. Cada cucharada de crema contiene cerca de 50 calorías y 5 gramos de grasa. Si no pone atención puede verter dos o tres (o más) porciones. Por el contrario, un vaso de leche descremada tiene 80 calorías y no tiene grasa. Cuando ordena un café con leche o un capuchino, pida leche descremada o de soya en lugar de leche entera.

• Cuando coma panqueques, wafles o tostadas francesas, use jarabe de Maple y no consuma más de una cucharada. Por cada cucharada, marque un almidón en su diario del alimento. Si quiere, puede utilizar el jarabe sin azúcar y ahorrará de 60 a 150 calorías por cada porción.

• Evite las comidas con calorías vacías como los caramelos, chocolates, galletas, pasteles y repostería y consúmalos únicamente en ocasiones especiales. Debe tener cuidado con los famosos postres sin grasa que también tienen pocos nutrientes y pueden tener un alto contenido calórico. Los postres sin grasa son recomendables en moderación siempre y cuando se respeten las porciones indicadas. Las calorías se van sumando. Si se da cuenta que come el doble de galletas sólo porque no tienen grasa entonces no ha reducido ninguna caloría. De hecho, es posible que hasta coma más que si se adhiere a la porción de la versión regular.

- Puede tomar bebidas alcohólicas en moderación. Siempre respete los tamaños de las porciones y trate de evitar los cocteles que tienen más calorías por los jugos o mezclas que usan. Si toma bebidas alcohólicas puras mézclelas con agua mineral o refresco dietético. Una porción de alcohol equivale a:
  - o   12 onzas de cerveza
  - o   5 onzas de vino
  - o   1.5 onzas de licor

Aburrimiento

Es muy fácil caer en una rutina cuando modifica sus hábitos alimenticios. A menudo hay ciertas comidas que le funcionan y sigue comiéndolas todos los días. Esto puede hacer que su plan sea muy monótono y le puede llevar a consumir las comidas que precisamente está tratando de evitar así que le recomiendo que no coma lo mismo todos los días.

A continuación algunos consejos para que varíe sus comidas.

- Pruebe platillos que nunca antes haya probado. Existen muchas culturas con platillos únicos y deliciosos. Si sigue las reglas básicas puede disfrutar de esas comidas sin consumir más calorías de las que debe.

- Déle otro sabor a sus comidas usando ingredientes que normalmente no usa. Pruebe hierbas y especies diversas para marinar las comidas ricas en proteína en lugar de agregarles sal, grasa o calorías adicionales. Use limas o limones frescos o naranjas para marinar las comidas sin agregarles más sal.

- Varíe las frutas y vegetales que consume. Una forma de hacer esto es consumir únicamente las que se dan en cada estación. De esa forma, optimiza su ingesta de nutrientes y prueba constantemente nuevos sabores y consume los ingredientes más frescos.

- Puede suscribirse a revistas de cocina orientadas a una alimentación saludable y probar nuevos platillos. Seleccione al menos de una (o más) receta nuevas todas las semanas.

- Compre libros de cocina orientados a una alimentación saludable pero tengan cuidado y asegúrese de confirmar las credenciales de los autores de los libros. Cualquier libro escribo por un dietista registrada (RD) es aconsejable. Los dietistas registradas han recibido la preparación necesaria para ganar esas credenciales. Muchos libros no escritos por un RD por lo menos habrán consultado un RD. ¡Investigue!

- Pruebe nuevas recetas de los programas de cocina que se anuncian en televisión. Siga los principios básicos para modificar las recetas con muchas calorías.

Mini comidas

Como he mencionado anteriormente es más recomendable consumir de cinco a seis comidas pequeñas en lugar de tres comidas grandes. Trate de que sean mini comidas o consuma tres comidas principales y de dos o tres meriendas diariamente. No espero que cuenten cada caloría pero es aconsejable que empiecen a leer las etiquetas para que sepan cuantas calorías tienen las comidas que consumen. Cada mini comida debe tener de 300 - 400 calorías (o menos) y las meriendas deben tener de 200 a 300 (o menos) calorías dependiendo de las necesidades calóricas de su cuerpo. Reitero que esto no significa que tenga que contar cada caloría. Eso si asegúrese que no está consumiendo de 500 a 600 calorías en cada comida lo cual puede ascender a 3000 – 3600 calorías si consume seis comidas diariamente.

Debe estarse preguntando como hará para consumir de cinco a seis comidas diarias y como le satisfarán las comidas pequeñas. El truco es como espaciar las comidas y meriendas. Lo ideal es que las consuma cada tres a cuatro horas. No espere más de cuatro a cinco horas. Al comer con esta frecuencia evitara que abuse porque nunca tendrá un apetito voraz y cuando ya tiene hambre nuevamente será la hora de consumir otra comida o merienda. Le tomara algún tiempo acostumbrarse a este nuevo plan alimenticio pero después de algunas semanas, se acostumbrará y las comidas pequeñas le satisfarán. Toma aproximadamente de dos a tres semanas acostumbrase. A algunos de ustedes les puede tomar más tiempo. El período de ajuste de cada persona es diferente.

Además de comer cada tres a cuatro horas es importante que coma su desayuno de una a dos horas después de levantarse. Si... su mamá tenía razón cuando decía que el desayuno es la comida más importante del día. El desayuno es la comida que lo prepara para el resto del día. Tras una larga (o en algunos casos corta) noche de sueño, su cuerpo necesita combustible para funcionar. El metabolismo es más lento durante la noche pero su cuerpo siempre necesita recargarse con alimentos (no sólo con sueño) para enfrentar el día. Su teléfono celular no funciona si no carga la batería y de la misma forma el cuerpo tampoco. El comer su desayuno también evita que sienta que muere de hambre cuando es la hora del almuerzo y que coma más de lo debido.

Siempre desayune de una a dos horas después de levantarse. Puede consumir un desayuno rico en carbohidratos complejos y un poco de proteína que le mantendrá hasta la próxima comida o merienda. Si no tiene mucha hambre al desayuno es posible que haya comido mucho de noche. En el capítulo sobre ideas para el desayuno encontrará algunas opciones.

Tómese su tiempo

¿Alguna vez llego a su casa y empezó a comer sin percatarse siquiera de lo que comía? ¿Alguna vez empezó a comer sin darse cuenta que lo hacía? A menudo nos sentamos a comer (si es que nos sentamos) y consumimos una comida entera en cuestión de minutos sin ni siquiera saborearla. Si sigue este patrón consistentemente puede aumentar de peso.

Esta es la forma en que muchos de nosotros comemos la mayoría de nuestras comidas. Por ejemplo digamos que usted devora su comida en diez minutos y se sirve por segunda vez a los cinco minutos y por tercera vez a los diez minutos. Cuando se da cuenta ha comido tres veces más de lo que debe en lugar de consumir lo que debe en vente minutos que es el tiempo que el cerebro necesita para recibir el mensaje de que el cuerpo está satisfecho. Al tomarnos el tiempo necesario para comer, le daremos al cuerpo la oportunidad de que envíe el mensaje correcto al cerebro para que no comamos de más.

El comer muy rápido puede tener también otras consecuencias y una de ellas es la acidez estomacal. La mayoría de ustedes la deben haber experimentado en algún momento especialmente si sufren de reflujo gastroesofágico. A continuación una breve explicación sobre la acidez estomacal. Hay un tubo llamado esófago que se encuentre entre la boca y el estómago. Entre ese tubo y el estómago hay una válvula que se encarga de mantener en el estómago lo que no debe estar en el esófago. Cuando hay mucha presión en el estómago, esa válvula debe trabajar mucho para evitar que el contenido del estómago retroceda de vuelta al esófago.

Les pongo un ejemplo: El día de Acción de Gracias ha llegado y usted irá a casa de sus familiares. Usted se sirve varias porciones más grandes de lo que normalmente comería. Además, las comidas que consume tienen mucho más grasa de lo normal. No olvide el cóctel y los aperitivos ni el vino que tomó durante la cena. Ahora toda esta comida le cae al estómago como un ladrillo y además aún falta el postre y el café. Después de que come se acuesta en un sillón con una menta y empieza a disfrutar del tercero o cuarto juego de football y empieza a eructar.

No hay forma que el estómago no sienta presión después de todo esto. No solamente comió en exceso sino que además consumió alcohol, cafeína y menta. Todo este tipo de comida puede bajar las defensas de la válvula. Y para rematar se acuesta y obliga a la válvula a trabajar más de lo normal. Es cierto que al eructar le ayudará pero la válvula se relaja y entonces llega el ácido… ese sabor extraño en la boca y el dolor de pecho.

No es de extrañar entonces que si toma el tiempo necesario para comer tendrá un menor riego de comer en exceso y de experimentar menos gas. Además mientras más dure en comer, se sentirá satisfecho más rápidamente y con menos comida. Espero que se esté adaptando al plan de las cinco a seis comidas pequeñas para que el apetito voraz desaparezca y no le ataque de un momento a otro. Hasta que llegue a ese punto hay varias cosas que debe recordar en caso de que le de mucha hambre:

- Tome un vaso de agua antes de cada comida y manténgase hidratado entre las comidas y meriendas. Si está consumiendo de cinco a seis comidas o meriendas diariamente necesitara de cinco a seis vasos de agua para mantenerse hidratado. Además tome un poco de agua entre cada bocado.

- Coma siempre en la mesa y no en la cama o en el sillón (a menos que sea una ocasión especial). Si no tiene espacio en la cocina para una mesa o si no tiene mesa de comedor compre unas mesas portátiles. Siempre apague el televisor, no lea nada y no conteste el teléfono cuando está comiendo. Este conciente de la comida que tiene en frente. Saboree cada bocado. ¡Oh, y apague la computadora y no conteste a ningunas llamadas de teléfono, textos, o email!

- La digestión se inicia en la boca. Mastique bien cada bocado.

- No puedo decir lo bastante, así que lo voy a decir otra vez. Trate de tomarse al menos vente minutos para consumir las comidas y diez minutos para las meriendas. Una vez que termine levántese, camine, vaya al baño, lave los platos o saque la basura. Posiblemente no necesita comer más. Si después de vente minutos aún siente hambre entonces sírvase un poco más.

Escuche a Su Cuerpo

NOTA IMPORTANTE:
Si le han diagnosticado con depresión o un desorden de consumición o piensa que sufre de depresión o un desorden de consumición, ninguna recomendación sustituye la asesoría médica.

¿Alguna vez ha comido algo y luego se pregunta por qué? ¿Se ha sentado alguna vez frente al televisor con una bolsa de papitas y la ha devorado casi toda? ¿Ha recibido una llamada telefónica mientras cena y se da cuenta que cuando termina de hablar esta vacía el plato? ¿En verdad tenía hambre?

Actualmente, no sólo comemos muy rápido sino que a menudo comemos cuando ni siquiera tenemos hambre. Existen otras razones para comer. En todos los años que he sido dietista registrada he oído miles de excusas para comer pero normalmente todo se reduce al estrés. Cualquier situación que no podemos controlar nos causa tensión y ansiedad y esta es la razón por la cual muchos de nosotros comemos para lidiar con las circunstancias que no podemos controlar y que sabotean nuestra intención de comer saludablemente.

Aún no he escuchado a ninguno de mis pacientes decirme "¡No puede creer que me comí toda una bolsa de zanahorias!" Desafortunadamente cuando nos afecta la "ingesta emocional" no buscamos apio ni zanahorias. ¿Qué es la "ingesta emocional"? Esto ocurre cuando comemos de acuerdo a diferentes emociones como la tristeza, el enojo, la soledad, la ansiedad, la desilusión o la depresión lo cual se reduce al estrés.

Si descubre que experimenta la "ingesta emocional," primero debe descubrir las razones y las situaciones por las que come. Es importante mencionar que no sólo las mujeres lo hacen. Hay muchos hombres que por estrés se refugian en la alacena.

Además de la "ingesta emocional" hay otras personas que se esconden de sus amigos y familiares para comer. Muchas veces temen que vean cuanto comen. He conocido a muchas personas que me dicen que no han comida nada todo el día excepto un plato de cereal para el desayuno, una ensalada al almuerzo y sopa para cenar y que no tienen idea por que tienen que luchar tanto para perder peso. Sin embargo lo que no me dicen es toda la comida adicional que han consumido durante el día como el pastelito con café que comieron antes del cereal, el chocolate antes del almuerzo, el queso y todo el aderezo en la ensalada, el refresco gaseoso regular y el postre y café que comieron con la sopa. De forma que el comer "a escondidas" es tan peligroso como la "ingesta emocional."

El primer paso para romper con el hábito de "ingesta emocional" y "a escondidas" es anotar todo lo que come no importa lo que sea. Debe anotar todo lo que come hasta el bocado que probó del plato de su amiga durante el almuerzo. Aún si lo probó y no le gustó debe escribirlo. Si comió de pie también anótelo (así que mejor siéntese). Recuerde que solo usted verá el diario. Es su herramienta para mantenerse saludable. Si come algo y no lo anota la única persona que sufre es usted.

Al final del día o la mañana siguiente tome unos minutos para revisar todo lo que comió. Si consumió algo que normalmente no come o si fue un día con mucho estrés anote que sucedió. Analice las tendencias que empiezan a ocurrir. Por ejemplo, si su mamá le llama mientras está cenando y nota que cuando esto sucede se sirve dos y hasta tres veces entonces no conteste el teléfono cuando ella llama. Llámela cuando termine y dígale que no contestó el teléfono porque estaba cenando. Después de varias noches, ella entenderá y de no ser así para eso existe el correo de voz.

Escuche con cuidado. Su cuerpo le está hablando. ¿Está escuchando? Antes de comer algo y en especial si ha comido algo en la última hora pregúntese "¿De verdad tengo hambre?" o "¿Estoy comiendo por otra razón?" ¿Tiene estrés, se siente enojada o nerviosa? Después que anote sus sentimientos en el diario, puede detectar áreas problemáticas y detenerse para escuchar las señales de su cuerpo. Si en verdad tiene hambre entonces coma. Recuerde tomarse su tiempo y disfrutar de la comida.

Si usted se parece a muchas personas hoy en día su vida está bombardeada con un nivel muy alto de estrés. Vivimos en una sociedad con un ritmo de vida acelerado donde las situaciones se desenvuelven muy rápido. Gracias a los teléfonos celulares nos pueden encontrar en cualquier momento. Llevamos nuestra computadora a las cafeterías para que podamos terminar nuestro trabajo mientras disfrutamos una taza de café. Ahora contamos con teléfonos celulares que también tienen nuestras citas de forma que podamos organizar nuestro día completo. Toda esta conveniencia tiene un alto precio. Todas estas comodidades nos permiten realizar múltiples funciones pero también nos causan mucho más presión. El estrés forma parte de nuestra vida sin embargo podemos contrarrestar estos efectos haciendo lo siguiente:

- Practique actividades que promuevan la relajación.

- Dése un baño de burbujas al finalizar el día. Asegúrese de apagar el teléfono o el celular. Ponga un poco de música, la instrumental es más recomendable para descansar completamente. Tómese de vente a treinta minutos en la bañera para relajarse completamente. Use jabones o gel perfumados y candelas para crear un ambiente más relajante.

- Cuando esté cenando apague el celular y baje el volumen del teléfono de su casa. Lo peor que puede hacer es comer mientras habla por teléfono especialmente si le están dando malas noticias o si está hablando con alguna persona con la que no desea conversar. Cuelgue y hable con ellos después de la cena cuando ya se haya saciado.

- Apague el celular y baje el volumen del teléfono de su casa cuando se acueste. La mayoría de las personas saben que no debe llamar ni muy tarde en la noche o muy temprano en la mañana pero siempre puede haber algún amigo que decide llamarle a las once p.m. porque estaba despierto. Por el bien de su amistad apague el teléfono. Si lo quiere dejar encendido en caso de alguna emergencia, baje el volumen porque si tratan de llamarlo una vez seguirán haciéndolo hasta que le despierten.

- Haga ejercicio la mayoría de los días de la semana. Ya hemos hablado sobre este tema anteriormente sin embargo considero que es sumamente importante y es necesario reiterarlo. Su hora de ejercicio es el momento para que se relaje y se concentre en su rutina física. Muchas veces cuando estoy en el gimnasio veo que las personas están hablando por su teléfono celular en llamadas de conferencia o haciendo citas de trabajo. Admiro que las personas adapten su rutina de ejercicios mientras trabajan pero de ser posible les recomiendo que no lo hagan.

- Practique actividades que le relajen como el yoga y la meditación. Lo mejor que pude hacer por mi matrimonio fue matricularme en clases de yoga cuanto ingresé a la universidad. A los veintiocho años tomé la decisión de obtener mi maestría para finalizarla antes de que cumpliera treinta años (que era cuando quería empezar a tener hijos). Lo hice cuando tenía cinco trabajos de medio tiempo (hablando de multitareas estresantes). Al finalizar el día mi cuerpo estaba lleno de nudos y alguien me recomendó que tomara clases de yoga. Empecé con un día a la semana en un estudio de yoga y luego añadí un día más en el estudio y de una a tres días en mi casa con un DVD. Por supuesto lo disfruté mucho.

- Dese un masaje una o dos veces al mes. Aunque quizás parezca que es un poco caro créanme que bien vale la pena porque le relajará y dormirá mejor. Eso sí, asegúrese que la persona que le dará el masaje está autorizada para hacerlo especialmente si usted sufre de algún padecimiento físico. Si tiene dudas, consulte a su médico. A menudo ellos pueden recomendarle la persona indicada.

- Hágase un manicura. Hasta los hombres también pueden hacerlo. Dése ese gusto cada semana o cada dos semanas.

Estas actividades relajantes promueven la liberación de estrés y además si le motivan a mantener sus metas con mucho más razón debe hacerlo y además ¡se lo merece! Dése gusto con algo que normalmente no ha hecho por mucho tiempo. Si se ha dado cuenta ninguna de las recompensas se relacionan con la comida y esa es precisamente la clave.

Planifique las Comidas en Casa y Cuando Coma en Restaurantes

Muchas veces es difícil comer saludablemente cuando la mayor parte del día estamos fuera de la casa. Es posible que de cuatro a cinco comidas las consuma fuera de su casa. Esto no significa que es imposible comer saludablemente sino que debe planear con anticipación.

Todas las noches antes de acostarse asegúrese de preparar y empacar todas las comidas del día siguiente. Trate de hacerlo por la noche y no en la mañana cuando está tratando de salir de su casa. Esto también se aplica a todos aquellos que trabajan en casa. El preparar sus comidas la noche anterior le ahorrará tiempo pero también mucho dinero. Cuando lleva sus comidas al trabajo o aún al centro comercial ahorrará. Los restaurantes en las áreas de descanso en las carreteras a menudo son más caros que los que están ubicados en otros lugares. Muchos restaurantes ofrecen platillos más saludables en el menú pero a un precio elevado. Muchas veces pueden costarle el doble o más que los platillos regulares cargados de grasa.

Para empezar invierta en lo siguiente:

- Envases plásticos pequeños con tapa para almacenar alimentos (preferiblemente que se puedan usar en el microondas y poner en el congelador). Compre los que tienen espacio para 1-2 tazas para que le ayuden a controlar las porciones.

- Una hielera portátil o una lonchera térmica para que sus alimentos se mantengan frescos hasta que los pueda colocar en un refrigerador o que lo mantengan todo el día en caso que no tenga acceso a uno. Use los paquetes de hielo para mantener el frío.

- Una botella de agua reutilizable con capacidad para 2-4 vasos según su preferencia.

- Bolsas o envases pequeñas para emparedados (sandwiches) que pueda poner en el congelador.

Cada vez que cocine prepare más alimentos que los que espera servir. Si hay cuatro miembros en su familia, entonces prepare suficiente para seis a ocho personas (dependiendo de cuantos paquetes tenga que preparar para el día siguiente). Si come solo prepare de dos a tres porciones adicionales. Empaque una de ellas para su almuerzo y coloque las demás en envases o bolsas para el congelador. Puede hacerlo antes de que empiece a comer y así evitará comer más de lo debido.

Puede usar los envases que colocó en el congelador para los días en que no cocina la noche anterior, que no prepara suficiente comida o los días que no tiene ganas de cocinar. Considérelas como sus comidas caseras congeladas. De esta forma, reducirá el consumo de sal, calorías y grasa porque está controlando los ingredientes que usa en sus comidas congeladas sin mencionar el dinero que también se ahorrará. Si no cuenta con mucho tiempo entonces elija un día de la semana y prepare varios platillos de una vez. Empaque los platillos en envases plásticos con capacidad para una ó dos porciones (puede usar uno para el almuerzo y otro para la cena del día siguiente y así tendrá el plan de la semana listo.

Esto no quiere decir que no puede usar las comidas congeladas que venden en el supermercado pero hágalo con moderación (no todos los días). Cuando las compre, use cupones (siempre hay algún momento en que están a precio especial) y elija las porciones más saludables. El producto debe contener una sola porción y contener trescientos a cuatrocientos calorías o menos, con menos de diez a quince gramos de grasa total y de ser posible trate de buscar un producto que tenga más de cuatro gramos de fibra. De no ser así, puede añadirle fibra agregando una porción de vegetales o mitad taza de frijoles.

Además del almuerzo también empaque uno ó dos meriendas diarias y si saldrá muy temprano entonces también empaque el desayuno. De esta forma se prepara para todo el día en caso que se atrase o que tenga que esperar mucho tiempo por las aglomeraciones del tráfico. Por supuesto es mucho mejor poder sentarse con calma y disfrutar de una comida en paz pero algunas veces no es posible así que es mejor prevenir y tener algo de comer aunque sea en el auto (pero es importante observar seguridad primera).

Cena del Restaurante

A pesar de que desea comer saludablemente, no siempre tiene que consumir comidas caseras. Habrá ocasiones en que no tiene ganas de cocinar y quiere que alguien más le cocine y eso es totalmente aceptable. Cuando consuma la mayoría de sus comidas en casa, de vez en cuando puede comprar comida para llevar o hasta ir a un restaurante de comida rápida.

Puede come fuera y seleccionar opciones saludables. Comer en un restaurante es una experiencia agradable así que salga y disfrute. Esto no significa que olvide todo lo que ha aprendido. Debe regirse por las reglas básicas sea en casa o en un restaurante. Puede disfrutar de una comida saludable sin echar por la borda su plan alimenticio. Si sabe un día antes que saldrá a comer fuera o que irá a una fiesta trate de comer menos durante el día para que pueda ser un poco más flexible. Esto no significa que debe morirse de hambre todo el día. Si sabe que almorzará en un restaurante consuma un desayuno ligero como cereal con leche y vegetales en la merienda. Esa noche consuma una cena ligera como sopa y una ensalada verde. Si más bien desayunará o cenará fuera entonces modifique las otras comidas según corresponda.

Si sabe donde irá planifique de antemano lo que comerá. Muchos restaurantes tienen los menús en su página Web o si lo desea pueden enviarle el menú por fax. Muchos hasta le pueden brindar la información nutricional de sus platillos. De no ser así, no se preocupe. Puede seguir los principios básicos que ya ha aprendido.

Ahora unos consejos para cuando cene fuera:

- Coma una merienda saludable antes de salir de casa. Llegar hambriento a un restaurante es como ir de compras cuando tiene mucha hambre. Se comerá lo que le pongan por delante sea pan o papas tostadas y ordenará lo primero que vea. Antes de salir de su casa puede comer por ejemplo un yogur con una porción de cacahuetes.

- Es preferible que solo tome agua regular o agua mineral con limón. Evite los refrescos gaseosos o los cocteles que pueden agregar muchas calorías y aún dejarle hambriento. Si desea tomar un refresco gaseoso entonces ordene uno de dieta. Si quiere una soda regular entonces pida que le pongan mucho hielo para que sólo tome una y entonces tome agua o refresco dietético. Si quiere tomar alguna bebida alcohólica puede tomar una copa de vino, una cerveza de doce onzas o 1 ½ onzas de licor mezclado con agua mineral o refresco dietético.

• Inicie su comida con un caldo y evite cualquier tipo de sopas cremosas que siempre están cargadas de grasa. Recuerde que una cucharada de crema tiene cincuenta calorías y cinco gramos de grasa y los platos soperos normalmente tienen más de una cucharada en cada porción.

• Si no le gusta la sopa o no tiene ganas de comerla entonces puede empezar con una ensalada de vegetales. Pídale al mesero que no le agreguen nada extra como crutones, trocitos de tocino o queso. Si no sabe que tipo de ensalada es entonces pregunte. Ordene que le sirvan el aderezo sin grasa por aparte. Si no tienen ese tipo de aderezo entonces pida que le traigan aceite de oliva y vinagre también por aparte.

• Si puede ordenar media porción entonces hágalo. Si la opción es pequeña, mediana o grande pida la pequeña. Si quiere una hamburguesa con queso no tiene que ordenar la gigante. Recuerde que debe escuchar a su cuerpo y sólo comer lo que necesita.

• Seleccione opciones que le permitan ordenar su guarnición y pida sólo vegetales (preferiblemente no los almidonados si sabe que comerá postre). Ordene que se los preparen al vapor y no salteados o fritos.

• Si su orden la sirven con salsas o condimentos adicionales como mantequilla o natilla, pida que se los sirvan por aparte de esa forma solo usará la mitad o ni siquiera los probará.

- Cuando estén disponibles ordene opciones con harina integral como el pan y arroz y si come papa es preferible que sea asada y no frita o en puré.

- Si en el restaurante no sirven medias porciones entonces coma únicamente la mitad de la porción que le sirven. A menos que encuentre un lugar en estos días donde sirvan las porciones adecuadas. De lo contrario, pídale al mesero un recipiente para empacar la mitad de su comida antes de siquiera empezar a comer a menos que tenga la fuerzas de voluntad para hacerlo sin guardarla antes.

- Si tiene deseos de ordenar un postre elija frutas frescas o sorbetes en lugar de helado. Si tiene muchas ganas de comer tarta de queso o crème brûlée entonces hágalo. Recuerde que puede comerlos con moderación. De ser posible compártalo especialmente si es una porción grande.

Coma lo Que le Apetezca

Como he mencionado anteriormente este no es un libro sobre "dieta." No hay comidas "prohibidas" ni tampoco comidas "malas" o "buenas" sólo elecciones menos acertadas. Puede comer básicamente de todo en este plan alimenticio. Si su plan diario está lleno de refrescos gaseosos regulares, cereales cargados de azúcar y comida rápida entonces ha elegido las opciones incorrectas. Sin embargo, si consume una gran cantidad de frutas, vegetales, granos enteros y carne con poca grasa y ocasionalmente disfruta de una rebanada de pastel de manzana entonces predominantemente ha elegido correctamente. Lo más importante que debe recordar es que puede consumir las comidas con muchas calorías o con un bajo contenido nutricional solo en moderación. Esto significa de vez en cuando no una vez al día, ni con cada comida.

Haga una lista de todas las comidas de las que tiende a abusar y colóquelas en la primera columna de la tabla. En la segunda anote algunas alternativas que le permitirían comerlas mas a menudo sin afectar sus metas (Ver el ejemplo, tabla 10).

Table 10: Comidas Alternativos

Comidas	Alternativas
Barra de chocolate	Compre las versiones en miniatura o corte una barra regular en pedazos pequeños y congélelos. Tome sólo un pedazo cada día. De esta forma, sabe que puede disfrutarlo y eventualmente se olvidará de que está allí
Helados	Pruebe una paleta de yogurt congelado o helado y yogurt sin grasa o reducido en grasa.
Papas fritas con queso	Compre papas fritas congelados y en lugar de freírlas hornéelas. Mejor aún, cocine sus propias papas y recuerde consumir la porción indicada. Luego derrita una onza de queso reducido en grasa y agréguelo a las papas y disfrute.
Batidos	Prepare sus propios batidos con ocho onzas de leche descremadas y mitad de una taza de yogurt o helado sin grasa o con poco grasa y licúelo.
Nachos	• Use una porción de tortillas horneadas. Compre las versiones integrales que tienen hasta cuatro gramos de fibra por cada porción. • Rocíelas con dos cucharadas de salsa, una onza de queso cheddar fuerte y un cuarto de una taza de frijoles vegetarianos refritos. • Caliente en el microondas por uno a dos minutos hasta que el queso se derrita.
Papas tostadas	• Consume las papas tostadas horneadas. Asegúrese de medir una porción en la balanza (una onza). • Pretzels (una porción). • Palomitas de maíz "light" (ligera) o natural (una porción).

No evite por completo las comidas que le apetecen. Este es una forma de vida y no una "dieta" pasajera. Así es como comerá el resto de su vida. Cuando elimina de su plan por completo las comidas que le gustan su cuerpo las desea más. No vale la pena pensar que nunca más podrá comer un trozo de pastel de chocolate para poder ponerse unos pantalones más pequeños. No vale la pena si esto significa que la próxima semana tendrá tanto antojo que se comerá la mitad de un pastel en lugar de comer una rebanada ese día.

No siga el enfoque de todo o nada. Si come huevos, chorizo y panqueques para el desayuno entonces coma un almuerzo liviano. Recuerde siempre controlar el tamaño de las porciones y recuerde que ninguna comida está prohibida.

¡Oh No! ¡Se ha Estancado!

Ahora ha venido siguiendo un plan alimenticio saludable por varios meses y perdiendo peso consistentemente cuando de pronto la pérdida de peso se detiene. ¿Qué se debe hacer cuando su peso se estanca por semanas? ¿Cómo se da cuenta que ha llegado a ese punto?

El estancamiento ocurre cuando a pesar de seguir al pie de la letra los hábitos de un plan alimenticio saludable y un régimen de ejercicios, no pierde peso. Si baja pulgadas pero la báscula no lo demuestra entonces no se ha estancado sino que esta ganando músculo que eliminará la grasa. Pero si el peso y las medidas permanecen estáticos puede tratar de hacer lo siguiente para que los números bajen nuevamente.

- Puede continuar su plan como hasta ahora sin modificar nada y esperar para ver si el estancamiento termina. Generalmente cuando las personas se estancan pierden la motivación y vuelven a adquirir los hábitos anteriores así que por favor continúe leyendo.

- La otra opción, y la que le recomiendo, es que revise su diario y confirme si necesita implementar algún cambio.

  o ¿Está comiendo golosinas con mucha frecuencia?
  o ¿Está dejando de hacer ejercicio?
  o ¿Ha estado haciendo el mismo tipo de ejercicio sin variar? Si es así quizá deba modificar su régimen. Aumente la intensidad, ejercítese por más tiempo o pruebe una nueva forma de

ejercicio. A menudo cuando probamos algo totalmente nuevo nuestro metabolismo se reactiva.

o ¿Consume porciones muy grandes o muy pequeñas? Recuerde que cuando no ingiere las calorías suficientes su cuerpo se adapta a la cantidad y esto puede causar el estancamiento o en algunos casos el aumento de peso y eso es precisamente lo que deseamos evitar.

o ¿Será acaso que este es el peso que debe tener? Puede ser que no pierda más porque no hay más que perder. Simplemente continúe con su plan de alimentación y ejercicios para evitar ganar el peso que ha perdido. Si tiene dudas, visite a su médico.

Si ha tratado de todo y le recomiendan que debe perder más peso entonces le sugiero que consulte con un dietista registrada para encontrar la razón. Dicho profesional puede ayudarle a determinar lo que quizás falte en su diario. Recuerde llevar el diario a la consulta para que pueda evaluar la situación más apropiadamente. El papel del dietista es ayudarle así que no se preocupe porque no se reirán ni se burlarán de usted por lo que come. En mi profesión como dietista registrada, desearía que más personas trajeran a la consulta la información de tres a siete días de su diario. Esto me daría una mejor idea del tipo de comida que les gusta o que les disgusta y así podría ayudarles más y créanme que también aprovecharían su dinero al máximo.

No hay razón para detenerse. Mantenga los siguientes principios básicos y ponga en práctica lo aprendido, pruebe nuevas comidas, relájese y premie sus esfuerzos (pero no con comida).

III PARTE:
Menús Modelo:
Comidas
Principales y Meriendas

Día 1

Desayuno
- ½ taza de hojuelas bran
- ½ taza de leche descremada
- 1 ¼ tazas de fresas enteras, en rodajas

- 6 onzas de te o café caliente
- ½ taza de leche descremada
- 1-2 sobres de un edulcorante no nutritivo

Almuerzo
- 2 rebanadas de pan integral
- 3-4 onzas de ensalada de atún preparada (ver la receta a continuación)
- lechuga romana
- 1-2 onzas de tomates en rodajas
- 1 taza de papaya en cubitos

- Coloque la lechuga en una de las rebanadas del pan.
- Luego agregue una capa con tomate. Ponga el atún y ponga la otra rebanada del pan.
- Sirva con los cubitos de papaya.

Ensalada de Atún Preparada
- *3 latas de 6 onzas de pedazo de atún (de pedazo), lleno en agua*
- *¼ taza de chalotes, tajados*
- *1 taza de apio rebanado y tajado*
- *3 cucharadas de jugo de limón*
- *½ taza de mayonesa "light" (ligera) o bajo en grasa*
- *1-2 cucharaditas de condimento del Cajun*

- *Abre las tres latas de atún y quite todo el agua.*
- *Mezcle con los ingredientes que quedan.*

- *Ponerlo en el refrigerador por 1-2 horas hasta que esté frío.*
- *Hace aproximadamente 6-8 porciones.*

Cena
- 3-4 onzas de pollo asado preferiblemente la pechuga sin la piel (ver la receta a continuación)
- ⅔ taza de arroz cocinado (blanco o integral el que prefiera)
- ½ taza de frijoles negros servidos con arroz (ver la receta a continuación)
- 1 taza de ensalada de tomate y cebolla (ver la receta modelo)

Pollo asado
- *Un pollo para asar (de 5-6 libras)*
- *Jugo de 1 limón o 1 lima*
- *Jugo de 1 naranja*
- *½ taza de agua*
- *1 cucharada de aceite de oliva o de canola*
- *1 cucharada de miel*
- *5-6 dientes de ajo picados y majados*
- *Sal y pimienta al gusto*

- *Pre-caliente el horno en 350°F.*
- *Coloque el pollo en plato para el horno.*
- *Mezcle los ingredientes junto y agregue al pollo. Este segura de adobar dentro de la cavidad del pollo también.*
- *Póngalo al horno y hornee hasta que el termómetro de carne marque 180°F (de 1½ a 2½ horas).*

Frijoles negros fáciles
- *2 cucharadas de aceite de oliva*
- *1 cebolla mediana picada (1 taza)*
- *4-5 dientes de ajo picados y majados*
- *1 pimiento verde picado*

- *1 ½ cucharaditas de orégano seco*
- *1 cucharaditas de comino*
- *2-3 hojas de la bahía*
- *2 latas de sopa de frijoles negros (preferiblemente bajos en grasa y sal)*

- *Caliente el aceite en una olla a fuego medio.*
- *Cuando el aceite se haya calentado, saltee la cebolla, los ajos y el pimiento hasta que las cebollas estén cristalizadas.*
- *Agregue el orégano seco, el comino, las hojas de la bahía y los frijoles.*
- *Cocine hasta que esté calentado completo y sirva.*

Ensalada de Tomate y Cebolla
- *2 tomates tipo beefsteak cortados en rodajas finas*
- *1 cebolla mediana cortada en rodajas finas*
- *1 cucharada de aceite de oliva*
- *Sal y pimienta al gusto (o un sazonador reducido en sal)*

- *Coloque el tomate y las rodajas de cebolla en un plato y salpique con aceite de oliva y sazón al gusto.*

Día 2

Desayuno
- Unte 1 cucharada de mantequilla de maní en una tostada integral y encima coloque un banano pequeño o mitad de un banano grande en rodajas.
- Combínelo con una taza de café con leche (ver la receta a continuación).

Café con Leche
- *2-3 onzas de café expreso preparado*
- *1 taza de leche descremada (o de soya) hervida*
- *1-2 sobres de un edulcorante no nutritivo*
- *1 porción de crema batida no láctea y "light" (ligera)*
- *Canela en polvo*

- *Coloque el edulcorante en el fondo de una jarra mediana de café.*
- *Vierta el café expreso y la leche hervida.*
- *Encima coloque la crema batida.*
- *Salpique con canela y sirva.*

Almuerzo
- 1 taza de los frijoles de la noche anterior
- 1 onza de queso derretido sobre los frijoles
- 1-2 onzas de aguacate en rodajas con salsa enlatada (2 cucharadas)

Cena
- Ensalada de Pollo con salsa Búfalo (ver la receta a continuación).
- ½ taza de mango en rodajas

Ensalada de Pollo con salsa Búfalo

- Use los remanentes del pollo de la noche anterior (elimine todos los huesos la piel y desmenúcelo).
- 2 cucharadas de salsa búfalo para alitas por cada taza de pollo picado que tenga
- ¼ taza de caldo de pollo sin grasa y con poca sal por cada taza de pollo picado que tenga
- 2 cucharadas de aderezo blue cheese con grasa reducida o sin grasa.

- Caliente el resto del pollo en un sartén con aceite vegetal en aerosol y con el caldo.
- Añada 2 cucharadas de salsa búfalo para alitas por cada taza de pollo picado que tenga.
- Mientras el pollo se cocina, prepare una ensalada de vegetales (por ejemplo puede usar hojas de espinaca para variar un poco y agregar tomates cereza, cebolla en rodajas, apio picado y pepinos). Puede agregarle de 3-4 onzas del pollo
- Añada 2 cucharadas de aderezo blue cheese con grasa reducida o sin grasa.

Día 3

Desayuno
- Quesadilla Sureña (ver la receta a continuación).
- Rodajas de 1 naranja

Quesadilla Sureña
- *1 tortilla integral (1 onza)*
- *½ taza de salsa de frijoles negros (½ taza de los frijoles negros preparados en Día 1)*
- *1 onza de queso pepper jack rallado (o 1 onza de su queso favorito)*

- *Caliente un sartén con aceite vegetal en aerosol.*
- *Mientras se calienta corte la tortilla en dos.*
- *Vierta la salsa en la tortilla y salpique el queso rallado.*
- *Ponga la otra mitad de la tortilla encima.*
- *Cocina hasta que el queso se derrita y la tortilla se tueste.*

Almuerzo
- Emparedado (sandwich) de pollo con salsa búfalo (prepare con todos los ingredientes en la lista abajo).
  - 3-4 onzas del pollo de la noche anterior
  - 2 rodajas de pan integral o un mollete inglés integral
  - 1 hoja de lechuga romana
  - 1-2 onzas de tomate en rodajas
  - 1 cucharada de aderezo blue cheese reducido en grasa o sin grasa

- Rodajas de 1 manzana pequeña (4 onzas)
- Ranuras de apio (aproximadamente 3 onzas)

Cena

- 3-4 onzas de lomo (ver la receta a continuación)
- 1/3 taza de arroz (blanco o integral) mezclado con ½ taza de los frijoles negros (si ya no tiene frijoles prepare un poco más o puede comer ⅓ más de arroz)
- 1 taza de bróculi al vapor
- 4 ounces of orange juice over ice, topped off with lime flavored seltzer and crushed mint leaves

Lomo de Res

- *2 libras de lomo (cortado en trozos de 5 a 6 onzas)*
- *½ cabeza de ajo triturado*
- *Picado ½ taza de perejil de hoja plana*
- *3 cucharadas de aceite de oliva*
- *El jugo de 1 naranjas grandes*
- *El jugo de 2 limones*
- *Sal y pimienta al gusto*

- *Coloque todos los ingredientes en una bolsa resellable (1 galón) y deje marinar por lo menos por 4 horas.*
- *Ásela estilo barbacoa.*
- *Sirva de inmediato.*

Día 4

Desayuno
- ½ taza de avena preparada al estilo casero
- ½ taza de leche sin grasa o leche de soya (o agua)
- 1-2 cucharada de mantequilla de maní
- 1 banano pequeño (o ½ banano grande) cortado en trocitos

- Coloque la avena, la leche (o agua) y la mantequilla de maní en un tazón pequeño.
- Caliente en el microondas por 1 minuto.
- Cubra con las rodajas de banano y sirva.

Almuerzo
- 1 mini bagel integral
- 1 hamburguesa de vegetales (cocine en el microondas según las instrucciones del paquete)
- 2 cucharadas de salsa envasada
- 1 onza de aguacate en rodajas
- 3 onzas de zanahorias bebé
- ¾ taza de trozos de piña fresca

- Prepare la hamburguesa de vegetales y coloque en el bagel.
- Cubra con el aguacate y la salsa.
- Sirva con las zanahorias y la piña.

Cena
- 1 taza de pasta preparada (de la que prefiera) según las instrucciones del paquete
- ½ taza de salsa marinara preparada (puede usar la envasada)
- ¼ taza de queso ricota sin grasa mezclado con ¼ taza de requesón sin grasa

- Combine todos los ingredientes y caliente en el microondas.
- Sirva con una ensalada de vegetales y 1-2 cucharadas de aderezo italiano sin grasa y un kiwi en rodajas.

Día 5

Desayuno

Batido Mañanero
- 1 taza de leche descremada o de soya
- ½ taza de yogur sin grasa y con sabor natural (puede sustituirlo por yogur de soya con sabor natural)
- ½ de zarzamoras frescas o congeladas
- 1-2 sobres de un edulcorante sin azúcar no nutritivo (opcional)

Coloque todos los ingredientes en la licuadora y sirva en una taza térmica y disfrútelo mientras se prepara en la mañana.

Almuerzo
Como hoy cenará fuera puede almorzar 1 lata de sopa baja en sodio, con 1 onza de queso y 1 taza de melón y melón.

Cena (en una parrillería)
Muchas parrillerías ofrecen una ensalada como entrada. De ser así, seleccione la ensalada verde en lugar de la ensalada Caesar y
pregúntele al mesero que ingredientes tiene la ensalada. Pida que le sirvan únicamente vegetales y el aderezo sea con baja grasa o sin grasa por aparte. Si no tienen aderezo con poca grasa entonces pida que le sirvan aceite de oliva y vinagre.

En cuanto a las bebidas, trate de solo tomar agua o agua mineral. Si quiere tomar cerveza o una copa de vino entonces hágalo pero solo tome una.

Para el plato principal pida el corte más liviano posible. Puede pedir lomito, solomillo y también recuerde pedir el tamaño mas pequeño (generalmente el mas pequeño es de seis onzas). Si puede pedir dos guarniciones trate de pedir dos vegetales que no sean almidonados. Si tiene muchos deseos de comer una papa asada, hágalo pero pida que le traigan los condimentos (mantequilla, queso crema, trocitos de tocineta y queso rallado) por aparte.

Si quiere comer postre seleccione fruta fresca o un sorbete si no pida un postre pero compártalo.

Día 6

Desayuno

Rollito mañanero: Puede preparar este platillo la noche anterior y recalentarlo en un horno panini o en un horno regular o calentarlo en el microondas mientras se alista por la mañana. Puede comerlo para el desayuno, almuerzo, cena o como una merienda.

Rollito mañanero
- *1 tortilla integral (1 onza)*
- *1 onza de queso suizo (o bien 1 onza de su queso preferido)*
- *2 yemas de huevo (o ¼ taza de sustituto de huevo) cocinado con aceite vegetal en aerosol*
- *1 porción de salchicha del desayuno "light" (ligera) o vegetariano (prepare según las instrucciones de microondas) cortado en pedazos*
- *¼ taza de tomates picados o salsa preparada*

- *Coloque la tortilla en un plato.*
- *Coloque el queso, las yemas, el chorizo y los tomates picados a uno de los lados de la tortilla y arróllela.*
- *Doble ambos lados para que los ingredientes no se derramen.*
- *Si la prepara la noche anterior, puede recalentarla en un horno de panini o en un horno convencional.*

Almuerzo
- 2 rebanadas de pan integral (tostado)
- 1 onza de queso crema con vegetales reducido en grasa
- 2-3 onzas de salmón ahumado (verifique la fecha de compra y úselo de 1-2 días después)
- Cebollas rojas en rodajas

- Pepinos (en rodajas finas)
- Tomates (en rodajas finas)
- ½ toronja grande

- Unte el queso en ambas tostadas.
- Coloque una cama de salmón, cebollas, pepinos y tomates.
- Disfrute con trozos de toronja

Cena

- 3-4 onzas de rollo de carne modificado (ver la receta a continuación)
- 1 taza de puré de papa (sustituya la mantequilla con caldo de pollo o con caldo de vegetales)
- ½-1 taza de espárragos salteados y picados (en trocitos de 1 pulgada)
- 1 melocotón fresco

Rollo de Carne Modificado

- *1 taza de frijoles blancas*
- *½ taza de caldo de pollo o res, o verduras con poca sal y sin grasa*
- *2 tazas de cebolla tajado*
- *4-5 dientes de ajo*
- *½ de perejil picado*
- *1 cucharadita de orégano seco*
- *1 ½ libras de carne de vaca molida magra (90-95%) (puede también substituir el pollo magro, el pavo magro, el cerdo de tierra del magro o cualquier combinación de las cuatro carnes)*
- *1 cuchara de aceite de oliva*
- *Trocitos de pan de 1-2 tostadas de pan integral (tritúrelo finamente en una licuadora o un procesador de alimentos)*
- *1 huevo*
- *Sal (opcional) y pimienta al gusto*

Glaseado (combine todos los ingredientes y bátalos)
- ¼ taza de tomates majados
- 1 cucharadas de jarabe de Maple
- 1 cucharada de hoisin o salsa soya con poca sal
- ¼ cucharadita de malagueta (Allspice)
- Pimienta al gusto

- Pre-caliente el horno en 350°F si usted planea en cocer al horno rollo de carne inmediatamente.
- Mezcle los frijoles, el caldo, la cebolla, el ajo, el perejil y orégano en una licuadora o en un procesador.
- Mezcle con las carnes, el aceite de oliva y el huevo hasta que sea bien mezclado. Añada los trocitos de pan. La humedad del rollo determinará el número de rebanadas de pan que debe usar. No debe quedar muy seco ni tampoco muy mojado.
- Póngalo en una caja del pan que se ha rociado con el aerosol de cocinar antiadherente y cueza al horno de 45 minutos a 1 hora hasta que el termómetro de carne marque 160°F.
- A los 20 minutos vierta el glaseado para el resto del tiempo de cocción.

Espárragos Salteados
- 1 paquete de espárragos pelados y cortados en trocitos de 1 pulgada
- 1 cucharada de aceite de oliva
- 1 cucharada de salsa soya "light" (ligera)

- Caliente el aceite de oliva en un sartén de teflón.
- Luego añada los espárragos y saltee por 2 ó 3 minutos.
- Por último, agregue la salsa de soya y cocine por 2 ó 3 minutos más y sirva.

Día 7

Desayuno
- 1 wafle integral congelado
- 1 cucharada de mantequilla de maní
- 1 cucharada de jarabe de Maple
- ½ taza de zarzamoras (o cualquier fruta fresca en estación)

- Caliente el wafle según las instrucciones del paquete.
- Unte la mantequilla de maní en el wafle caliente.
- Coloque las frutas sobre el wafle y rocíe con el sirope.
  o *Para ahorrar calorías y/o azúcar, use jarabe o jalea sin azúcar.*

Almuerzo
- Emparedado (Sandwich) de Rollo de Carne
  - ½ pan de pita integral
  - 2 onzas de rollo de carne
  - 1 rebanada de queso Suizo
  - 1 hoja de lechuga romana
  - 1-2 onzas de tomates en rodajas
- 1 taza de frambuesas y zarzamoras

Cena
- 4 onzas de pechuga al barbacoa (ver la receta a continuación)
- 1 mazorca de maíz mediana
- 1 taza de bróculi al vapor
1 ¼ taza de sandía en cubitos

Pollo al Barbacoa
- *1 libra de pechuga de pollo (3-4 onzas cada una deshuesada)*
- *¼ taza de salsa barbacoa preparada*

- *El jugo de 1 lima*
- *1 cucharada de aceite de oliva*

- *Combine todos los ingredientes en una bolsa resellable (de un galón) y deje marinar por al menos 4 horas.*
- *Rocíe aceite vegetal en aerosol en una parrilla y ase hasta que el pollo alcance una temperatura de 180°F.*

Ideas para las Meriendas

Salsa de Frijoles Negros
- 1 lata de frijoles negros lavados y colados
- 1 lata de maíz lavado y colado
- 1 canastilla de tomates cereza
- ½ taza de cebollas rojas picadas
- El jugo de 2 limas
- 1 cucharada de aceite de olive (opcional)

- Mezcle todos los ingredientes en un tazón
- Refrigere por 1-2 horas antes de servir.
- Porción: ½ taza.

Puede comerlo con:
1 onza de hojuelas de tortilla integrales, 3 onzas de tallos de apio, 1 onza de pedazitos tostados de bagel integrales o como condimento en hamburguesas o burritos.

Yogurt energético
- 1 taza de fruta fresca
- 8 onzas de yogur bajo en grasa con sabor natural o del sabor que prefiera
- 1 onza de nueces picadas (la que más le guste)
- Barra de granola

No se si les sucede lo mismo pero usualmente el yogur no me satisfacen. Yo lo mezclo con una barra de granola, nueces y fruta fresca.

Mantequilla de Maní y Fruita
Úntele una cucharada de mantequilla de maní a un banano o una manzana pequeña

Galletas con Queso

Mida 1 onza de galletas (preferiblemente integrales y que tengan al menos 2 gramos de fibra). Busque los productos que tengan porciones grandes como 10-15 galletas. Pueden ser pequeñas pero puede hacer mini emparedados (sandwiches) usando 1 onza de su queso favorito.

Refrigerio de Cereal
Cuando esté ocupado en el trabajo o con los niños, el cereal es una merienda rápida. En mi caso sin embargo no me satisface por más de 2 horas. Puede comer 1 taza (o la porción indicada en la etiqueta) con ½ taza (o 1 taza) de leche descremada o leche de soya. Busque cereales que contentan al menos 3-5 (o más) gramos de fibra en cada porción.

Pan de Ajo
- 1 pan francés (baguette) grande de trigo cortado en pedazos de ¼ a ½ onza
- 3 cucharadas de aceite de oliva
- 1½ de vino blanco
- 3-4 dientes de ajo majados y picados
- 3-4 cucharadas de perejil italiano fresco picado (o 1-2 cucharadita de perejil seco)
- 1 cucharadita de orégano seco
- Queso parmesano rayado

- Pre-caliente el horno en 325ºF
- Mezcle en un tazón pequeño el aceite de oliva, vino blanco, ajo, perejil, y el orégano.
- Con un cepillo de cocina unte cada pedazo de pan con la mezcla de aceite y espolvoree queso Parmesano sobre el pan (como ½ cucharadita en cada pedazo).
- Caliente en el horno hasta que el queso se derrita (aproximadamente 10-13 minutos).

- Disfrute de 2-4 trozos como una merienda o con la comida.

Plato de Vegetales
- 3 onzas de pepino en rodajas
- 3 onzas de zanahorias bebé
- 3 onzas de tomates uvita
- 1-3 cucharaditas del aderezo que prefiera (sin grasa o con poca grasa)
- 1 onza del queso que prefiera, en rebanadas

- Rocíe el aderezo sobre los vegetales preparados y disfrútelos con queso.

Sorpresa de Gelatina
- 2 tazas de zarzamoras congeladas
- 1 paquete de gelatina sin azúcar (escoja el mismo de la fruta que usará)

- Coloque ½ taza de las zarzamoras en 4 platos.
- Prepare la gelatina según las instrucciones y divídala en 4 porciones.

Referencias:

1. Gerberding, J.L., Marks, J.S. Mokdad, A.H., & Stroup, D.F. (2004). Actual Causes of Death in the United States, 2000. *JAMA,* 291 (10), 1238-1245.

2. Centers for Disease Control and Prevention. (2009, August 19). *Overweight and Obesity: Health Consequences.* Retrieved January 11, 2010, from http://www.cdc.gov/obesity/causes/health.html

3. *Cabbage Soup Diet Information.* Retrieved January 11, 2010, from http://www.cabbage-soup-diet.com

4. United States Department of Agriculture. (2009, April 6). *Inside the Pyramid: How much Physical Activity is Needed?* Retrieved January 12, 2010, from http://www.mypyramid.gov/pyramid/physical_activity_amount.html

5. U.S. Department of Health and Human Services: U.S. Food and Drug Administration. (2009, June 18). *How to Understand and Use the Nutrition Facts Label.* Retrieved December 15, 2009, from http://www.fda.gov/Food/LabelingNutrition/ConsumerInformation/UCM078889.htm#

6. Centers for Disease Control. (n.d.). *Eat a Variety of Fruits and Vegetables Every Day: What Counts as a Cup.* Retrieved December 23, 2009, from http://www.fruitsandveggiesmatter.gov/what/examples.html

7. Local Harvest. (n.d.). *Food Coops.* Retrieved December 8, 2009, from http://www.localharvest.org/food-coops/

8. American Dietetic Association & American Diabetes Association. (2008). *Choose Your Foods: Exchange Lists for Diabetes*. (pp. 13-16).

9. Whole Grains Council. (n.d.). *Whole Grains 101*. Retrieved January 8, 2010, from http://www.wholegrainscouncil.org/whole-grains-101

10. Whole Grains Council. (n.d). *Health Studies on Whole Grains.* Retrieved January 11, 2010, from http://www.wholegrainscouncil.org/whole-grains-101/health-studies-on-whole-grains

11. United States Department of Agriculture: National Agricultural Library. (2009, October 23). *Dietary Reference Intakes: Macronutrients.* Retrieved December 8, 2009, from http://fnic.nal.usda.gov/nal_display/index.php?info_center=4&tax_level=3&tax_subject=256&topic_id=1342&level3_id=5140

12. Whole Grains Council. (n.d). *Whole Grain Stamp.* Retrieved January 11, 2010, from http://wholegrainscouncil.org/whole-grain-stamp

13. U.S. Department of Health and Human Services: U.S. Food and Drug Administration. (2009, October 22). *Food and Drug Administration Modernization Act of 1997.* Retrieved December 18, 2009, from http://www.fda.gov/RegulatoryInformation/Legislation/FederalFoodDrugandCosmeticActFDCAct/SignificantAmendmentstotheFDCAct/FDAMA/FullTextofFDAMAlaw/default.htm

14. Department of Health and Human Services (HHS) & Department of Agriculture. (2005). *Chapter 5: Food*

Groups to Encourage. Retrieved January 11, 2010, from http://www.health.gov/dietaryguidelines/dga2005/document/html/chapter5.htm

15.   American Dietetic Association & American Diabetes Association. (2008). *Choose Your Foods: Exchange Lists for Diabetes.* (pp. 7-12).

16.   U.S. Department of Health and Human Services: U.S. Food and Drug Administration. (2009, October 29). *Fresh and Frozen Seafood: Selecting and Serving it Safely.* Retrieved January 12, 2010, from http://www.fda.gov/Food/ResourcesForYou/Consumers/ucm077331.htm

17.   The American Egg Board. (n.d.). *Learn More About Eggs: Nutrient Breakdown.* Retrieved January 12, 2010, from http://www.aeb.org/LearnMore/NutrientBreakdown.htm

18.   Morning Star Farms. (n.d.). *Dietary Needs.* Retrieved January 10. 2010, from http://www.morningstarfarms.com/dietary_choices.aspx?healthy=43

19.   National Dairy Council. (2005). *Dietary Guidelines & Food Guidance System*. Retrieved December 28, 2009, from http://www.nationaldairycouncil.org/EducationMaterials/DietaryGuidance/Pages/Dairysrole.aspx

20.   American Dietetic Association & American Diabetes Association. (2008). *Choose Your Foods: Exchange Lists for Diabetes.* (pp. 17-19, 28-35).

21.   Breakstone's. (n.d.) *Product Info: Breakstone's Cottage Cheese Small Curd 4% Milkfat*. Retrieved January 12, 2010, from http://brands.kraftfoods.com/Breakstones/main.aspx?s=product&m=product/product_display&Site=1&Product=2100012283

22.   Breakstone's. (n.d.) *Product Info: Breakstone's Cottage Cheese Small Curd 2% Milkfat*. Retrieved January 12, 2010, from http://brands.kraftfoods.com/Breakstones/main.aspx?s=product&m=product/product_display&Site=1&Product=2100030047

23.   Department of Health and Human Services (HHS) & Department of Agriculture. (2005). *Key Recommendations for the General Population.* Retrieved January 11, 2010, from http://www.health.gov/dietaryguidelines/dga2005/recommendations.htm

24.   Mayo Foundation for Medical Education and Research. (2009, January 31). Retrieved November 13, 2009, from http://www.mayoclinic.com/health/fat/NU00262

www.ingramcontent.com/pod-product-compliance
Lightning Source LLC
Chambersburg PA
CBHW071152290526
45788CB00001BA/428